Hefte zur Unfallheilkunde

Beihefte zur Monatsschrift für Unfallheilkunde,
Versicherungs-, Versorgungs- und Verkehrsmedizin
Herausgegeben von Prof. Dr. Dr. h. c. H. Bürkle de la Camp

Heft 116

H. Bohmert

Hautersatz bei Verbrennungen mit Spalthautnetztransplantaten und Xenotransplantaten

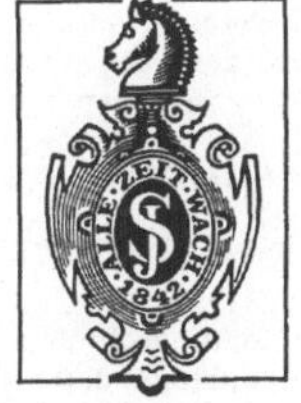

Springer-Verlag Berlin · Heidelberg · New York 1974

Herausgeber: Prof. Dr. Dr. h.c. H. Bürkle de la Camp
7801 Ballrechten-Dottingen

Autor: Priv.- Doz. Dr. H. Bohmert
Leiter der Abteilung für Plastische und Wiederherstellungschirurgie
der Chirurgischen Universitätsklinik München
8 München 2, Thalkirchner Straße 48

66 Abbildungen, zum Teil vierfarbig

ISBN-13: 978-3-540-06679-8   e-ISBN-13: 978-3-642-80826-5
DOI: 10.1007/978-3-642-80826-5

*Herrn Professor Dr. Dr. h. c. Rudolf Zenker
in Dankbarkeit und Verehrung gewidmet*

Vorwort

Nachdem es heute möglich ist, auch bei Schwerverbrannten die initiale Schockphase zu überwinden, ist die frühzeitige Deckung der Wunden zur Verbesserung der negativen Stoffwechselbilanz und zur Verhütung der Wundinfektion von entscheidender Bedeutung. Ziel der vorliegenden Arbeit ist es, eine Methode zur Defektdeckung von Verbrennungswunden zu erarbeiten, die auf schnellstem Wege das beste Endresultat ergibt.

Die Nachteile der bisherigen Methoden der Defektdeckung lagen in einer ungenügend langen Verweildauer des Transplantates, da frühzeitig Abstoßungsreaktionen aufgetreten und Sensibilisierungen nachzuweisen waren.

Der Autor griff eine bereits bekannte Methode auf, die in der Verwendung von fetaler Kalbshaut besteht. Die Interimsdeckung mit diesem Material zeichnet sich durch eine geringe Antigenität und ein gutes Haftvermögen aus; der entscheidende Nachteil lag jedoch in einer zu kurzen Lebensdauer des Transplantates. Erst die hier erstmalig nachgewiesene Verlängerung der Überlebenszeit des Transplantates im xenogenen Hautsystem durch Inkubation mit Nucleinsäuren führte zu einer genügend langen Interimsabdeckung. Eine verbesserte Interimsdeckung allein vermag aber den Kranken noch nicht über die kritische Phase hinwegzubringen. Entscheidend ist die rasche Substitution mit Eigenhaut. Deshalb wurde ein neuer Weg der frühzeitigen Deckung großflächiger Verbrennungswunden durch Kombination von autogenen Spalthautnetztransplantaten mit fetalen Hautxenotransplantaten aufgezeigt. Durch Überdeckung der Netztransplantate mit diesem Fremdmaterial wird zum frühestmöglichen Zeitpunkt die offene Wunde in eine geschlossene verwandelt bei gleichzeitiger optimaler Ausnutzung von Eigenhaut. Die hierdurch erreichte Abkürzung des gesamten Wundheilverlaufs verbessert die Lebensaussicht des Verbrennungsverletzten entscheidend. Im Vergleich zur konventionellen Methode der Wundabdeckung mit Spalthautnetztransplantaten kann ein deutlich besseres funktionelles und ästhetisches Resultat erzielt werden.

Diese neue Methode der Wundabdeckung stellt damit eine wesentliche Bereicherung der Transplantationsmethoden bei Verbrennungen dar.

R. Zenker

Danksagung

Die Studien, die dieser Arbeit zugrunde liegen, zielten auf eine neue Methode der Interimsdeckung ausgedehnter drittgradiger Verbrennungen. Eingehende Untersuchungen in Zusammenarbeit mit anderen Fachdisziplinen öffneten den Weg zu diesem Ziel. Mein aufrichtiger Dank an dieser Stelle gilt:

meinem verehrten Chef und Lehrer, Herrn Prof. Dr. Dr. h. c. R. Zenker, für die Überlassung des Themas, die Förderung dieser Arbeit und seinen erfahrenen Rat bei der Behandlung der Schwerverbrannten,

Herrn Prof. Dr. Dr. h. c. W. Brendel für die Anregung zu dieser Arbeit, die Bereitstellung eines Arbeitsplatzes in seinem Institut für chirurgische Forschung sowie sein großzügiges Entgegenkommen bei der Planung und Durchführung dieser Arbeit,

Herrn Priv.-Doz. Dr. K. Messmer und Herrn Dr. W. Land für wertvolle Hinweise bei der Abfassung dieser Studie,

Herrn H. Seinfeld für seine vielfältigen Anregungen, organisatorischen Bemühungen bei der Durchführung der erforderlichen Untersuchungen und der Präparation von Nucleinsäuren,

meinem Lehrer für Plastische Chirurgie und Verbrennungen, Mr. A. B. Wallace, C. B. E., MSc., F. R. C. S., Royal College of Surgeons, Edinburgh, für Anregungen und Beratung bei der Behandlung der Schwerverbrannten, sowie

Herrn Prof. Dr. O. Braun-Falco und Herrn Priv.-Doz. Dr. D. Petzold für ihre bereitwillige Unterstützung bei den histologischen Untersuchungen.

Ich danke ferner Herrn H. W. Sollinger für seine Mitarbeit bei den Tierexperimenten wie auch Fräulein Schlötterer und Fräulein Thiele für die Herstellung zahlreicher Abbildungen.

Inhaltsverzeichnis

Trotz wesentlicher Fortschritte der Transplantationstechnik und der Immunologie stellt die frühzeitige plastische Deckung ausgedehnter Defekte bei großflächigen Verbrennungen auch heute noch ein schwieriges Problem der Wiederherstellungschirurgie dar. Dieses Problem wiegt um so schwerer, je weniger nutzbare Eigenhaut zur Substitution der verbrannten Flächen zur Verfügung steht. Zu dem Mangel an unmittelbar verfügbaren Spenderregionen kommt noch die Schwierigkeit, daß die Entnahme von Eigenhaut nur in begrenztem Ausmaß möglich ist, weil weitere Hautverluste zu einer zusätzlichen Belastung des Organismus führen. Das trifft vor allem bei Schwerverbrannten zu, bei denen die Hälfte der Körperoberfläche betroffen ist. Bei solchen Fällen lassen sich im allgemeinen nicht mehr als 10% körpereigener Haut für die unmittelbare Transplantation gewinnen, so daß eine ausreichende Deckung der Wundflächen mit autogener Spalthaut nicht in kurzer Zeit erreicht werden kann.

Da es aber vorerst nicht möglich ist, Hauttransplantate über die Individualgrenze hinweg mit dauerndem Erfolg zur Anheilung zu bringen, läßt sich bei Mangel an Eigenhaut ein frühzeitiger Wundverschluß nur durch eine Interimsdeckung mit geeignetem biologischen Hautersatzmaterial erreichen, um den Kranken vor anhaltenden Eiweiß-, Elektrolyt- und Flüssigkeitsverlusten sowie vor Wundinfektionen zu bewahren. Als solches Fremdmaterial kommen Hautallotransplantate, Schweinehaut und Kollagenfolien in Frage. Alle Verfahren mit diesen Materialien haben aber den Nachteil, daß die Transplantate zu früh abgestoßen werden oder das Kollagen zu rasch unwirksam wird. Die Anwendung nicht typisierter Allotransplantate ruft eine heftige lymphocytäre Abwehrreaktion des Organismus hervor, und der Gebrauch des erwähnten xenogenen Materials führt zu einer leukocytären Infiltration im Wundbett. Bei Verwendung solchen Materials wird die Wundheilung hinausgezögert, und es kommt zur Induration und Kontraktion des Wundbettes. So können die Erfolge der temporären Wundabdeckung je nach der Art des verwendeten Fremdmaterials durch die immunologische Abwehrreaktion beeinträchtigt, wenn nicht gar zunichte gemacht werden. Darum ist es wichtig, die Immunphänomene früh genug zu erkennen, damit

Transplantate mit starker Gewebsunverträglichkeit rechtzeitig wieder von der Wundfläche entfernt werden können, bevor die Abstoßungsreaktion beginnt.

Diese Nachteile ließen sich verringern bzw. ausschalten, wenn man ein Deckmaterial zur Verfügung hätte, das möglichst schwache Entzündungs- und Abwehrreaktionen hervorruft und selbst eine lange Lebensdauer besitzt. Als ein solches Deckmaterial haben Rogers u. Converse fetale Kalbshaut wegen ihrer geringen Immunogenität empfohlen.

Wir unternahmen deshalb Versuche mit fetaler Kalbshaut aus der ersten Gestationsperiode, die wir zur temporären Unterdrückung der Abstoßungsreaktion mit Nucleinsäuren vorbehandelt hatten. Dieser Effekt einer verlängerten Überlebenszeit des Transplantates wurde früher bereits im allogenen Hautsystem sowie im allogenen und xenogenen Organsystem nachgewiesen. Es erschien uns darum gerechtfertigt, die Wirksamkeit der Nucleinsäuren-Vorbehandlung auf die Lebensdauer von Transplantaten auch im xenogenen Hautsystem zu untersuchen. Zur Absicherung der klinischen Anwendung dieses Verfahrens wurden im Tierversuch — an 170 Kaninchen und 12 Zwergschweinen — folgende Fragen geklärt:

Welche Verlängerung der Transplantatüberlebenszeit läßt sich durch Inkubation mit Nucleinsäuren im xenogenen Hautsystem, d.h. hier bei der Übertragung von fetaler Kalbshaut auf ausgewachsene Kaninchen, erreichen?

Ist die fetale Kalbshaut konservierbar?

Aus welcher Gestationsperiode läßt sich das optimale fetale Kalbshauttransplantat gewinnen?

Erfolgt eine Immunreaktion gegen ein solches Transplantat?

Läßt sich in vergleichenden Experimenten feststellen, ob fetale Kalbshaut die Wundheilung und Wundschrumpfung günstig beeinflußt?

Im Hinblick auf die Zielsetzung dieser Arbeit erscheint es angebracht, zunächst einen Überblick über die bisherigen Methoden der Interimsdeckung zu geben. Anschließend soll auf die bisher erzielten Ergebnisse der Transplantatkonditionierung mit Nucleinsäuren eingegangen werden, bevor wir die eigenen Untersuchungen und klinischen Befunde darlegen.

I. Allotransplantate

Der Wert von Hautallotransplantaten für die Behandlung Schwerstverbrannter steht heute außer Frage, denn diese Transplantate bewirken eine rapide Reduzierung der Bakterienflora und eine rasche Eindämmung der Flüssigkeits-, Elektrolyt- und Eiweißverluste. Ursprünglich beließ man die Transplantate auf der Wundfläche, bis sie abgestoßen wurden. Dabei kam es im Wundbett zur Ausbildung eines ausgeprägten Ödems, einer starken Zellinfiltration und einem Verschluß der Capillaren, so daß sich sehr ungünstige Anheilbedingungen für die nachfolgenden Autotransplantate ergaben. Übelkeit, Verwirrungszustände und Fieber ergriffen die Patienten, und oftmals wurden sie ausgesprochen krank. Um diese Nachteile auszuschließen, hat Moncrief 1964 vorgeschlagen, die Transplantate von der Wundfläche zu entfernen, bevor die Abstoßungsreaktion einsetzt.

Auf Grund umfangreicher Untersuchungen von Rapaport, Lawrence u. Converse (1962) an 105 gesunden Menschen ergab sich eine durchschnittliche Überlebenszeit der Allotransplantate von 8—11 Tagen, wobei aber auch individuelle Schwankungen von 6—21 Tagen zu verzeichnen waren. Wenngleich bei Schwerstverbrannten infolge des geschwächten immunologischen Abwehrsystems die Abstoßungsreaktion verspätet erfolgen kann, so gilt heute dennoch allgemein die Regel, die Transplantate nicht länger als fünf Tage auf der Wundfläche zu belassen. Moncrief u. Mitarb. sind seit kurzem sogar dazu übergegangen, die Transplantate durchschnittlich nur drei Tage auf der Wundfläche zu belassen.

Sollen die Transplantate aber längere Zeit als Deckmaterial dienen können, so muß versucht werden, die Abstoßungsreaktion zu vermindern. Zu diesem Zweck wird in jüngster Zeit an einzelnen Forschungszentren in Analogie zu den Organtransplantationen auch bei Hauttransplantationen — neben der Berücksichtigung von Blutgruppen — eine Bestimmung der bisher bekannten und durch Terasaki u. van Rood beschriebenen Gewebegruppen des HL-A-Systems, des bedeutendsten Transplantationsantigensystems, vorgenommen. Leider erschweren zwei

1*

Faktoren das Finden der gleichen Gewebegruppe von Spender und Empfänger:

Das HL-A-System mit seinen Antigenen erweist sich als ein außerordentlich komplexes Gebilde, so daß die Chance, zwei Individuen mit den gleichen HL-A-Antigenen zu finden, sehr gering ist. — Nach der uns heute bekannten Anzahl von Antigenen sind mehr als 117 Kombinationen auf einem Chromosom und mehr als 5000 Kombinationen bei verschiedenen Individuen möglich. Trotz dieser Vielzahl möglicher Kombinationen könnte nach der Meinung von van Rood u. Freudenberg eine Hautbank mit ca. 500 verschiedenen Hautsorten auskommen.

Zusätzlich zum HL-A-System gibt es andere Antigensysteme, die zwar einen bedeutend geringeren Einfluß auf die Überlebenszeit des transplantierten Gewebes haben als das HL-A-System, die nichtsdestoweniger wirksam sind. Der Effekt dieser Antigensysteme variiert je nach der Art des transplantierten Gewebes, ist jedenfalls bei Hauttransplantationen sehr ausgeprägt.

Trotz dieser angeführten Schwierigkeiten ist es Hacket, Batchelor u. Mitarb. in East-Grinsteadt gelungen, mit typisierter Haut eine signifikante Verlängerung der Überlebenszeit des Transplantates zu erzielen. Innerhalb von 16 Stunden nach Todeseintritt wurden Haut und Blut von den Leichen entnommen und die AB0- und HL-A-Antigene bestimmt. Die Haut wurde in Polyäthylenbeuteln verpackt, tiefgefroren und in flüssigem Stickstoff aufbewahrt. Bei den Verbrennungspatienten stellte man dann zuerst die AB0- und HL-A-Antigene fest, bevor sie die entsprechenden Transplantate erhielten. Auf diese Weise hat man in East-Grinsteadt bis zum internationalen Kongreß für Verbrennungen (Ende 1970) insgesamt 16 Patienten behandelt. Die dabei verwendeten Transplantate überlebten durchschnittlich drei bis vier Wochen, in zwei Fällen sogar 77 bzw. 93 Tage.

Der finanzielle und personelle Aufwand für die Errichtung einer solchen Gewebebank ist freilich so groß, daß die dadurch mögliche Methode der Transplantation heute und wohl auch in nächster Zukunft für die klinische Praxis kaum in Frage kommen wird.

Es ist nun eine allgemeine Erfahrungstatsache, daß — schwieriger als bei jedem Organ — die Haut infolge ihrer außerordentlich starken Antigenität einer Transplantation schwersten Widerstand entgegensetzt. Das beruht nach Nossal auf folgenden Tatsachen:

Die Epidermiszellen sind reich an Transplantationsantigenen.

Transplantierte Haut ruft eine sehr intensive Aktivität des lymphoretikulären Gewebes hervor.

Wegen ihrer ausgeprägten Vascularisation unterliegt die Haut mit ihrer Vielzahl kleiner Arteriolen und Capillaren einer leichten Zerstörbarkeit.

Da jede Verlängerung der Überlebenszeit von Hautallotransplantaten bei Schwerstverbrannten von außerordentlicher Bedeutung ist, selbst wenn es sich nur um wenige Wochen handelt, hat man versucht, diese Überlebenszeit zusätzlich durch Immunsuppression zu verlängern. Mit dieser Zielsetzung wurden in verschiedenen Forschungszentren experimentelle Untersuchungen durchgeführt, um Aufschluß zu erhalten über den Wert von Antilymphocytenserum (ALS) bei der Behandlung von großflächigen Verbrennungen. Tierexperimente haben zu günstigen Resultaten geführt, wenn zur Frühexcision und der Verwendung von Allotransplantaten eine immunsuppressorische Behandlung des Organismus mit ALS hinzutrat. Ob eine derartige Behandlung bei Menschen jemals erfolgreich durchgeführt werden kann, läßt sich heute noch nicht definitiv sagen, denn bei einem durch Verbrennungen in seinem immunologischen Abwehrsystem geschwächten Patienten erscheint eine weitere Immunsuppression wegen der Gefahr von Infektionen als zu groß.

II. Schweinehauttransplantate

Werden bei der Interimsdeckung die Gewebegruppen nicht berücksichtigt, so müssen die Transplantate, wie oben erwähnt. in sehr kurzen Zeitabständen gewechselt werden. Man benötigt dann bedeutende Mengen an Fremdmaterial, deren Beschaffung in ausreichender Menge an vielen Zentren nicht realisiert werden kann. Man ist darum auf andere Ersatzlösungen angewiesen und verwendet heutzutage vielerorts Schweinehaut als Material zur Interimsdeckung. Jedoch zeigen Schweinehauttransplantate kein ideales Haftungsvermögen, weswegen sie von Kalina auf Grund vergleichender Untersuchungen mit anderen Materialien für die Interimsdeckung abgelehnt und von Law u. MacMillan in kurzen Zeitintervallen von 3 Tagen gewechselt werden. Die bei Schweinehauttransplantationen zu beobachtende stärkere Sensibilisierung des Patienten, wie sie von Law u. Mitarb. nachgewiesen wurde, ist ein weiterer Grund dafür, daß diese Transplantate nicht als besonders empfehlenswert gelten können.

III. Kollagenfolien

Auf der Suche nach einem leichter zu beschaffenden und jederzeit verfügbaren biologischen Deckmaterial kam man dazu, Kollagenfolien für den Zweck der Wundabdeckung zu untersuchen.

Gegen Kollagenfolien als Material zur Interimsdeckung von ausgedehnten Verbrennungen läßt sich jedoch einwenden, daß diese kein ideales Haftungsvermögen besitzen und eine stärkere Entzündungsreaktion und Induration des Wundbettes verursachen, so daß sich sehr ungünstige Bedingungen für die nachfolgenden Autotransplantationen ergeben. Zudem verflüssigt sich das Material gerade auf sezernierenden Wundflächen sehr schnell, und die gleichzeitig einsetzende Keimbesiedlung fördert noch die Auflösung der Kollagenfolien. Dadurch kann das Wundbett zu einem günstigen Medium von Bakterien und somit zu einem gefährlichen Infektionsherd werden. Aus diesen Gründen sind Kollagenfolien als alleiniges Deckmaterial für großflächige Verbrennungswunden nicht geeignet, sondern können nur bei umschriebenen Wundflächen oder in Kombination mit autogenen Netztransplantaten Verwendung finden.

IV. Fetale Kalbshaut

Wegen der Nachteile von Hautallotransplantaten, insbesondere die Schwierigkeiten ihrer Beschaffung in ausreichender Menge und ihre starken Gewebsunverträglichkeitsreaktionen innerhalb kurzer Zeit nach der Übertragung, mußte die Suche nach anderen temporären Hautersatzmaterialien weitergehen. Alle möglichen Tierhäute und Kunststoffe wurden erfolglos auf ihre Verwendbarkeit hin untersucht. Das Bild änderte sich erst, als Silvetti die Verwendbarkeit von fetaler Kalbshaut als temporären Hautersatz im Tierversuch nachwies. Rogers u. Converse beschrieben bei Verwendung von fetaler Kalbshaut beim Menschen eine auffallend schwache Abwehrreaktion.

Im Gegensatz zu dem bisher erwähnten Hautersatzmaterial für die Interimsdeckung lassen sich auf Grund der übereinstimmenden Ergebnisse aller Autoren, die sich in vergleichenden Untersuchungen mit fetaler Kalbshaut und anderem Ersatzmaterial beschäftigt haben, von fetaler Kalbshaut nur positive Eigenschaften aussagen. Sie empfiehlt sich nicht nur wegen ihrer geringen Immunogenität und ihrer strukturellen Eigenschaften in besonderer Weise für Transplantationen auf großflächige Verbrennungswunden, sondern auch wegen ihres ausgezeichneten Haftvermögens. Sie kann als einziges Material so lange auf der Wundfläche belassen werden, bis es sich auflöst oder keinen ausreichenden Wundschutz mehr bietet. Sie verursacht zudem im Wundbett keine nachteiligen Effekte, sondern schafft vielmehr außerordentlich günstige Vorbedingungen für die nachfolgenden Autotransplantationen. Wenn fetale Kalbshaut trotzdem noch keine breite Verwendung gefunden hat, so lag das an ihrer relativ kurzen Lebensdauer als Transplantat. Da sie aber auf Grund ihrer Eigenschaften für die klinische Praxis größte Bedeutung gewinnen kann, kam es also entscheidend darauf an, ihre Überlebenszeit verlängern zu können.

C. Nucleinsäuren und Transplantatkonditionierung

Es gibt grundsätzlich zwei Möglichkeiten, die Überlebenszeit von Transplantaten zu verlängern: entweder durch entsprechende Beeinflussung des Empfängers oder durch Veränderung des Transplantates. Da die bisher entwickelten Methoden zur Verlängerung der Transplantatüberlebenszeit durch Behandlung des Empfängers bei Schwerverbrannten nicht angewendet werden können, blieb uns als einzige Möglichkeit die Vorbehandlung des Transplantates im Sinne einer Beeinflussung seiner Antigenität. Diese sogenannte „Transplantatkonditionierung" hat den Vorteil, daß nicht in das Gesamtimmungeschehen des Organismus eingegriffen und so die normale immunologische Infektabwehr nicht beeinträchtigt wird.

Unter allen Versuchen mit dem Ziel einer Transplantatkonditionierung, hat in den letzten Jahren die Behandlung von Geweben und Organen mit Nucleinsäuren an Bedeutung gewonnen. Im Vergleich zu früheren Methoden, auf physikalischem, chemischem oder biologischem Wege eine bedeutende Verlängerung der Transplantatüberlebenszeit zu erzielen, hat sich diese Methode zur Drosselung der Immunreaktion als sehr wirksam erwiesen, wie sich aus dem folgenden Überblick über entsprechende Untersuchungen bei Haut- und Organtransplantationen ergibt (Tabelle 1).

Die bisherigen Untersuchungen über die Transplantatkonditionierung mit Nucleinsäuren ergaben sowohl bei empfänger- und spenderspezifischer als auch bei völlig unspezifischer Nucleinsäure eine signifikante Verlängerung der Überlebenszeit der Transplantate. Die Herkunft der Nucleinsäuren bei der Konditionierung der Transplantate scheint also, wie von Largiader hervorgehoben, keine entscheidende Rolle zu spielen.

Auf Grund dieser Ergebnisse im allogenen Haut- und Organsystem sowie auch im xenogenen Organsystem erschien es gerechtfertigt, auch im xenogenen Hautsystem den Einfluß von Nucleinsäuren auf die Verlängerung des Transplantatüberlebens im Hinblick auf den außerordentlichen klinischen Wert dieses Verfahrens eingehend zu untersuchen.

Tabelle 1. *Überlebenszeit von Haut- und Organtransplantaten nach Vorbehandlung mit Nucleinsäuren*

Autor	Material	Haut- oder Organtransplantation	Tierart	System	Überlebenszeit in Tagen	Überleb. Kontroll.
Ashley u. Mitarb. (1961)	allogene RNA	Haut	neugeborene Ratten	allogen	45—70	
Axelrod u. Lowe (1961)	allogene RNA	Haut	ältere Ratten	allogen	21—28	10 Tage
Jolley u. Mitarb. (1961)	allogene RNA	Haut	Kaninchen	allogen	34 ± 18	$7,6 \pm 1,0$
Largiader u. Mitarb. (1967)	autogene RNA Hefe RNA	Niere Niere	Hund Hund	allogen allogen	14—48 15—20	
Lemperle (1968)	autogene RNA autogene DNA	Haut Haut	Maus Maus	allogen allogen	$19,3 \pm 1,9$ $19,3 \pm 1,9$	
Groth, Starzl u. Mitarb. (1968)	autogene RNA allogene RNA	Niere Niere	Hund Hund	allogen allogen	$17,8 \pm 4,33$ $17,6 \pm 3,95$	$12,6 \pm 1,3$
Seinfeld, Brendel u. Mitarb. (1969)	xenogene RNA	Niere	Hund	xenogen	540'	10—15'
Uhlschmid u. Largiader (1970)	Hefe RNA autogene RNA Hefe RNA	Herz Haut Haut	Hund Ratte Ratte	allogen allogen allogen	9—24 8—14 8—10	5—14 $7 \pm 1,5$
Seinfeld u. Mitarb. (1970)	xenogene RNA	Niere	Hund	allogen	$23,4 \pm 2,8$	

D. Tierexperimentelle Untersuchungen als Grundlage der klinischen Verwendung der mit Nucleinsäuren vorbehandelten fetalen Kalbshautxenotransplantate

Bei den tierexperimentellen Untersuchungen sollte auf Grund der aufgeworfenen klinisch-relevanten Fragen als erstes geprüft werden, ob durch Behandlung mit Nucleinsäuren eine Verlängerung der Überlebenszeit von fetalen Kalbshauttransplantaten nach Verpflanzung im xenogenen System erreicht werden kann. Im Hinblick auf die klinische Verfügbarkeit dieses Hautersatzes sollte festgestellt werden, ob die fetalen Vollhauttransplantate konservierbar sind und inwieweit nach bestimmten Konservierungszeiten durch eine Behandlung mit Nucleinsäuren die Überlebenszeit der Transplantate zusätzlich verlängert werden kann. Hinsichtlich der erforderlichen mechanischen Widerstandsfähigkeit zur Interimsdeckung sollte herausgefunden werden, aus welcher Gestationsperiode das in seinen immunologischen und strukturellen Eigenschaften optimale Transplantat zu gewinnen ist. Um die Möglichkeit einer wiederholten Wundabdeckung mit diesem Hautersatz zu prüfen, wurde die Immunreaktion bei der fetalen Hautxenoplantation nach Applikation eines Zweitsatzes in verschiedenen Zeitabständen untersucht.

Als Modell dieser Untersuchungen diente die Transplantation von fetaler Kalbshaut auf ausgewachsene Kaninchen.

Zusätzliche Tierexperimente sollten die Frage klären, ob durch die Wundabdeckung mit fetaler Kalbshaut die Wundheilung und Wundschrumpfung beeinflußt werden kann. Zur Untersuchung dieser Effekte wurde die Wundabdeckung in Kombination mit autogenen Netztransplantaten durchgeführt und ein Vergleich mit anderen Materialien zur Überdeckung vorgenommen.

Als Modell dieser Studie diente die Übertragung von fetaler Kalbshaut auf junge Zwergschweine.

I. Transplantationsversuche bei Kaninchen

a) Material und Methodik

1. Herstellung der Nucleinsäuren

Die Nucleinsäuren wurden aus dem Gewebe von Kalbsfeten frisch geschlachteter Kühe mittels einer heißen Phenolextraktion nach der

Methode von Zillig (1967) in der Modifikation von Seinfeld u. Brendel
auf folgende Weise gewonnen:

Das Gewebe wurde bei 3000 Upm in 0,25 m Sucrose, 0,001 m EDTA und 0,01 m
Tris-HCL-Puffer bei einem pH von 7,4 drei Minuten lang in einem Starmix homo-
genisiert. Das Homogenat erhielt einen Zusatz von 0,3 % Natriumdeoxycholat. Die
erste Extraktion erfolgte nach Zugabe des gleichen Volumens einer 80 %igen Phenol-
Puffer-Mischung unter konstantem Rühren bei 68 Grad für dreißig Minuten. Um die
Oxydation des Phenols zu vermeiden, wurde der Mischung 0,1 %iges 8 Hydroxy-
cholin zugesetzt. Nach der Extraktion wurde durch Zentrifugieren bei 10000 Upm
und 4 Grad für dreißig Minuten eine wässerige Phase gewonnen, welche in der oben
beschriebenen Weise nochmals extrahiert und zentrifugiert wurde. Die erneut gewonnene wässerige Phase wurde mit einem halben Volumen Äther ausgeschüttet, um
das restliche Phenol zu entfernen, und mit 2 % Natriumacetat und 70 %igem Alkohol
versetzt. Durch ein zwölfstündiges Aufbewahren im Kühlschrank wurde die RNA
ausgefällt und durch Zentrifugieren gewonnen. Anschließend wurde sie in eiskaltem
0,01 m Tris-HCL-Puffer bei einem pH von 7,5 unter Zusatz von 0,001 m MgCl bei
4 Grad mit reiner Deoxyribonuclease aus Pankreas (4—5 γ/ml, Serva, Heidelberg)
fünfzehn Minuten lang inkubiert, um verbliebene DNA-Moleküle zu entfernen. Zur
Inaktivierung der Ribonuclease folgt eine dreistündige Inkubation mit Pronase bei
37 Grad (Nomoto u. Mitarb. 1960). Anschließend wird Bentonite (1 mg/ml) zuge-
geben (Littauer u. Mitarb. 1962), um restliche Ribonuclease zu absorbieren. Das In-
kubat wird anschließend erneut mit einem gleichen Volumen Phenol einer Extraktion
unterzogen und wie oben beschrieben ausgefällt. Eine wiederholte Fällung erfolgt in
2 m Natriumacetat und 2,5 Teilen absolutem Alkohol für einige Stunden bei minus
20 Grad C. Dieser Vorgang wird dreimal wiederholt, um alle Oligodeoxyribonucleotide
zu entfernen. Schließlich wird die RNA in 2 % Natriumacetat aufgenommen und mit
2,5 Teilen Alkohol wiederum ausgefällt. Das Präzipitat wird zweimal in 75 %igem
Alkohol und absolutem Alkohol und Äther gewaschen und bei 60 Grad C im Heiß-
luftofen getrocknet. Die lockere, weiße Substanz wird in Portionen von 100 mg ab-
gefüllt und verschlossen bei 60 Grad an drei aufeinanderfolgenden Tagen tyndalli-
siert.

2. Gewinnung der fetalen Kalbshaut

Zur Gewinnung fetaler Kalbshaut wurde der Uterus von frisch ge-
schlachteten, graviden Kühen in intaktem Zustand im Schlachthof entfernt, der Fetus innerhalb von zwanzig Minuten in der Klinik unter
sterilen Bedingungen entnommen und die fetale Vollhaut in einem Stück
abgelöst. Die freipräparierte Haut wurde in zwei Hälften geteilt und in
physiologische Kochsalzlösung gelegt. Die eine Hälfte des Materials kam
jeweils bei den parallel laufenden Untersuchungsreihen ohne Vorbehandlung, die andere Hälfte nach Inkubation mit Nucleinsäuren zur Anwendung. Die Inkubation wurde sowohl an frischer als auch an konservierter
Haut jeweils drei Stunden vor der Verwendung vorgenommen. Die
Konservierung erfolgte bei 4 Grad C.

3. Art der Versuchstiere

Als Empfänger für die mit Nucleinsäuren inkubierten und nicht vorbehandelten fetalen Kalbshauttransplantate dienten 170 ausgewachsene,

nicht verwandte Kaninchen beiderlei Geschlechts mit einem Körpergewicht von 2,5 bis 3 kg.

Diese Versuchstiere bieten als Empfänger der Xenotransplantate mehrere Vorteile. Es lassen sich relativ große Transplantate übertragen, deren Verhalten makroskopisch leichter zu beurteilen ist als das von kleineren. Die Entnahme von Biopsien vom Rande und vom Zentrum ist entsprechend erleichtert. Häufige Blutentnahmen für die laufenden serologischen Untersuchungen bereiten keine Schwierigkeiten. Da diese Versuchstiere auch bei Hautallotransplantationen, insbesondere auch bei der Behandlung mit Nucleinsäuren, bevorzugt verwendet wurden, sind gewisse Voraussetzungen für Vergleiche mit den dabei erzielten Resultaten gegeben.

4. Übersicht der verschiedenen Versuchsgruppen

Die Versuche erfolgten in zwei parallel laufenden Serien. In der ersten Serie gelangte nur unbehandelte fetale Kalbshaut zur Anwendung, in der zweiten Serie die mit Nucleinsäuren vorbehandelte fetale Kalbshaut. Die Versuchsreihen umfaßten insgesamt zehn Gruppen.

Auf die Tiere der einen Gruppe wurde nur frische Haut transplantiert, auf die drei anderen Gruppen konservierte Haut desselben Fetus, und zwar Haut, die über 24 Stunden, über 48 Stunden, und über eine Woche konserviert worden war. Bei den restlichen sechs Gruppen wurde nach der ersten Transplantation in verschiedenen Zeitabständen ein Zweitsatz appliziert.

Im einzelnen wurde der Versuchsplan nach folgenden Schema aufgeteilt:

Gruppe 1: 40 Kaninchen erhielten frische, und zwar 20 unbehandelte und 20 mit Nucleinsäuren vorbehandelte fetale Kalbshaut.

Gruppe 2: 20 Tiere erhielten entweder native oder vorbehandelte Kalbshaut, die 24 Stunden in physiologischer Kochsalzlösung bei 4 Grad C aufbewahrt worden war. Die Inkubation der vorbehandelten Haut erfolgte drei Stunden vor der Transplantation.

Gruppe 3: 20 Tiere erhielten fetale Kalbshaut, die nach obigem Schema aufbewahrt worden war und — entweder nativ oder mit Nucleinsäuren vorbehandelt — nach 48 Stunden verpflanzt wurde.

Gruppe 4: 20 Tiere erhielten fetale Kalbshaut, die eine Woche konserviert worden war. Davon wurde, wie oben angegeben, 10 Tieren nicht vorbehandelte und 10 Tieren mit Nucleinsäuren vorbehandelte Haut transplantiert.

Gruppe 5: Diese Gruppe bestand aus 10 Tieren, die zehn Tage nach Abstoßung eines nichtvorbehandelten Transplantates ein nicht vorbehandeltes Zweittransplantat erhielten.

Gruppe 6: Diese Gruppe umfaßte 10 Tiere, die zehn Tage nach Abstoßung eines nichtvorbehandelten Transplantates ein mit Nucleinsäuren vorbehandeltes Transplantat beim Zweitsatz erhielten.

Gruppe 7: Dieser Gruppe gehörten 10 Tiere an, die zehn Tage nach Abstoßung des vorbehandelten Transplantates beim Zweitsatz ein nicht vorbehandeltes Transplantat erhielten.

Gruppe 8: Hier ging es um 10 Tiere, die zehn Tage nach Abstoßung eines nichtvorbehandelten Transplantates bei der Zweittransplantation ein mit Nucleinsäuren vorbehandeltes Transplantat erhielten.

Gruppe 9: Zu dieser Gruppe zählten 10 Tiere, die drei Wochen nach Abstoßung eines unbehandelten Transplantates erneut ein unbehandeltes Transplantat erhielten.

Gruppe 10: Diese Gruppe bestand aus 10 Tieren, die drei Wochen nach Abstoßung eines vorbehandelten Transplantates erneut ein mit Nucleinsäuren vorbehandeltes Transplantat erhielten.

5. Versuchsanordnung für den Transfer-Test

In einer weiteren Untersuchungsgruppe erhielt ein Tier frische, nichtvorbehandelte, zwei Tiere erhielten frische, mit Nucleinsäuren vorbehandelte Haut. Diese Tiere wurden ein Woche nach Abstoßung des Transplantates entblutet, das so gewonnene Serum wurde dann vom ersten Tier einem anderen Tier zur gleichen Zeit intravenös injiziert, als es ein nicht vorbehandeltes Transplantat erhielt. Die Seren der beiden Tiere, die vorbehandelte Transplantate erhalten hatten, wurden zur Zeit der Transplantation zwei Tieren gespritzt, die erneut vorbehandelte Haut erhielten. Die Menge des Serums, die bei jedem Tier injiziert wurde, betrug jeweils 50 ml. Die Injektion erfolgte durch die Ohrvene.

6. Untersuchungen über die Überlebenszeit der Transplantate in Relation zum Alter der Kalbsfeten

Zur Klärung der Frage nach dem optimalen Transplantat in Abhängigkeit von der Gestationszeit wurden 30 Kalbsfeten vom dritten bis sechsten Gestationsmonat enthäutet und die Transplantate auf Kaninchen verpflanzt.

Die Überlebenszeit der Transplantate — mit und ohne Nucleinsäurenbehandlung — wurde bei 80 Empfängertieren in Relation zur Länge der Kalbsfeten, gemessen an der Scheitel-Steiß-Länge, ermittelt. Hierbei ergaben sich drei Gruppen: Feten unter 35 cm, Feten von 35 bis 45 cm, und solche über 45 cm Länge. Außer der Überlebenszeit der Transplantate wurde ihre Dicke in Relation zum Haftvermögen und der mechanischen Widerstandsfähigkeit geprüft.

7. Anaesthesieverfahren und operatives Vorgehen

Alle chirurgischen Eingriffe wurden unter strengen, aseptischen Bedingungen durchgeführt. Für die Narkose kam Nembutal in einer Dosierung von 30 mg/kg Körpergewicht intravenös zur Anwendung. Nach Rasur des Rückenfells wurde das Hautareal mit Jodtinktur und Alkohol abgewaschen.

Bei allen Kaninchen wurden an der seitlichen Rückenpartie Hautdefekte von 7×10 cm bis auf die Muskelfascie gesetzt. Sofort danach erfolgte die Abdeckung der Defekte mit entsprechend großen fetalen Kalbshauttransplantaten, die mit acht bis zehn Einzelknopfnähten an Haut und Muskelfascie befestigt und an den Wundrändern mit einem Gewebekleber (Histoacryl-N) adaptiert wurden. Dem Schutz der Transplantate dienten nichthaftende Kunststoffkompressen (Solvaline), über denen ein gefensterter Elastoplastverband angebracht wurde, der eine Sicherung gegen mechanische Einflüsse bot und tägliche Inspektion ermöglichte.

8. Makroskopische, histologische und serologische Verlaufskontrollen

Jedes Transplantat wurde täglich makroskopisch untersucht. Probeexcisionen wurden am 1., 2., 3., 4., 5., 6., 7., 8., 10., 12., 15., 18., 20., und 25. Tag nach der Transplantation durchgeführt. Außer dem Transplantat- und Wundbettanteil wurde ein angrenzendes Stück Normalhaut mitentnommen. Die entnommenen Gewebsstückchen wurden in Formalin kurz fixiert und in Paraffin eingebettet.

Blutentnahmen für die serologischen Untersuchungen erfolgten im Abstand von fünf Tagen.

Die Immunantwort der Empfängertiere auf das Xenotransplantat und die Nucleinsäuren wurde mit Hilfe folgender Methoden bestimmt:

1. Gel-Doppeldiffusionstest nach Ouchterlony.
2. Komplementbindungsreaktion.
3. Lymphocytotoxischer Test.

9. Vitalitätsprüfung

Bei zahlreichen Kaninchen wurde eine Vitalblaufärbung mit intravenöser Verabreichung von Disulphinblau in die Ohrvenen durchgeführt, um die Ernährung der Transplantate zu prüfen.

Bei einer Reihe von Versuchstieren wurden zur Kontrolle der Vitalität Hautproben aus den aufgesetzten Transplantaten entnommen und bei diesen der Sauerstoffverbrauch nach der Warburgschen Methode gemessen.

10. Testung der Aufnahme von Nucleinsäuren in die Haut

Gewinnung von H^3-markierten RNA aus E. coli (B/x): Die Markierung von Ribonucleinsäure aus E. coli erfolgte durch Zugabe von H^3-Uracil in das Nährmedium (Pepton, Frazer-Lösung, Phosphomix-Glucose). Vor Erreichen der stationären Phase wurde der Wachstumsprozeß durch Abkühlen im Eisbad unterbrochen. Die Extraktion der RNA wurde nach der Methode von Bolle durchgeführt. Pro γ RNA wurden im Szintillationszähler 20000 i.p.m gemessen. Die Molekulargewichtsbestimmung wurde durch Platten-Disk-Elektrophorese durchgeführt.

b) Ergebnisse

Vergleichende Untersuchungsergebnisse von mit Nucleinsäuren vorbehandelten und unbehandelten fetalen Hautxenotransplantaten.

1. Überlebenszeit frischer Hauttransplantate

Gruppe 1: Die mittlere Überlebenszeit nichtvorbehandelter, frischer Transplantate lag bei 12,5 ($\pm$ 1,0) Tagen, während die mit Nucleinsäuren vorbehandelten Xenotransplantate 25,2 ($\pm$ 1,8) Tage erreichten (Abb. 1). Dies entspricht einer Verlängerung um durchschnittlich 12,6 Tage. Die Lebensdauer wurde somit durch die Inkubation mit Nucleinsäuren um das Doppelte verlängert.

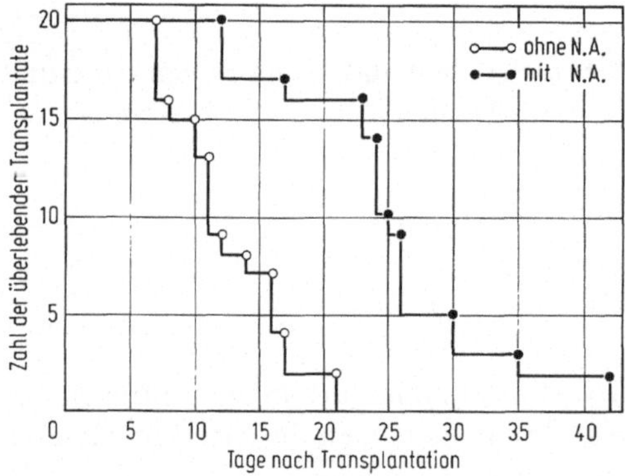

Abb. 1. Überlebenszeit von Hauttransplantaten mit und ohne N.A.-Inkubation

2. Überlebenszeit von konservierten Hauttransplantaten

Gruppe 2: Nach Konservierung der Haut über 24 Stunden betrug die mittlere Überlebenszeit bei unbehandelten Kontrolltransplantaten 10,9 ($\pm$ 0,9) Tage, bei den mit Nucleinsäuren vorbehandelten 19,2 ($\pm$ 1,4) Tage, so daß eine Verlängerung um 8,3 Tage erreicht wurde (Abb. 2).

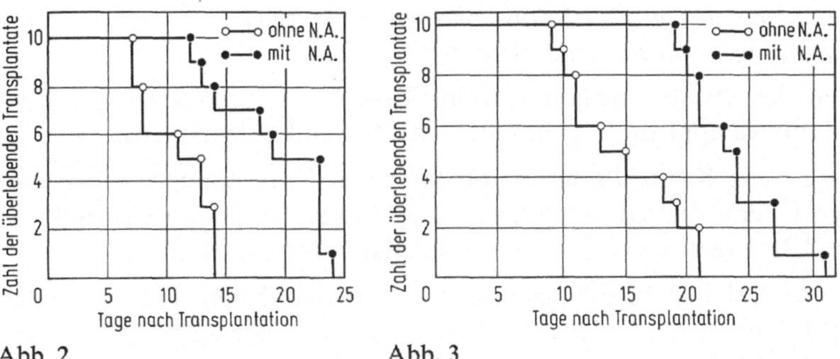

Abb. 2 Abb. 3

Abb. 2. Überlebenszeit von fetaler Kalbshaut nach 24 Stunden Konservierung

Abb. 3. Überlebenszeit von fetaler Kalbshaut nach 48 Stunden Konservierung

Gruppe 3: Die Untersuchungen nach Konservierung über 48 Stunden ergeben bei Transplantaten ohne Vorbehandlung eine mittlere Überlebenszeit von 14,8 ($\pm$ 1,4) Tagen, während bei den mit Nucleinsäuren vorbehandelten Transplantaten eine solche von 23,7 ($\pm$ 1,1) Tagen zu verzeichnen war (Abb. 3). Dies entspricht einer Verlängerung von durchschnittlich 8,9 Tagen. Die Differenz gegenüber den frisch verwendeten Transplantaten ist somit nach zwei Tagen Konservierung nicht erheblich. Diesem Umstand kommt im Hinblick auf die klinische Verfügbarkeit große Bedeutung zu.

Gruppe 4: Nach Konservierung der Haut über eine Woche waren die Überlebenszeiten der Transplantate kürzer, und zwar lag die der nicht vorbehandelten bei 9,8 ($\pm$ 0,6) Tagen, die der mit Nucleinsäuren vorbehandelten bei 14,1 ($\pm$ 0,8) Tagen, was mit 4,3 Tagen Differenz noch immer eine signifikante Verlängerung bedeutet (Abb. 4).

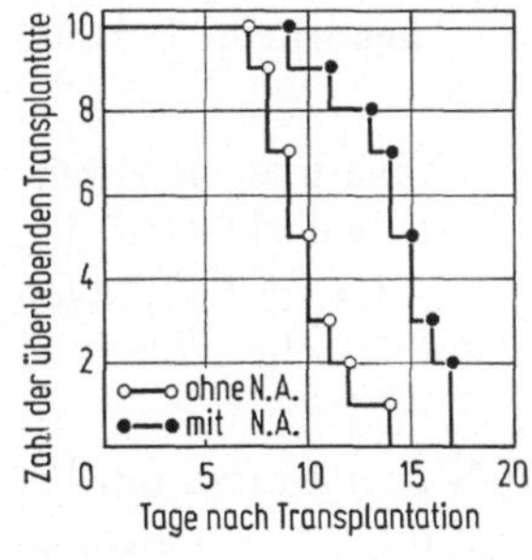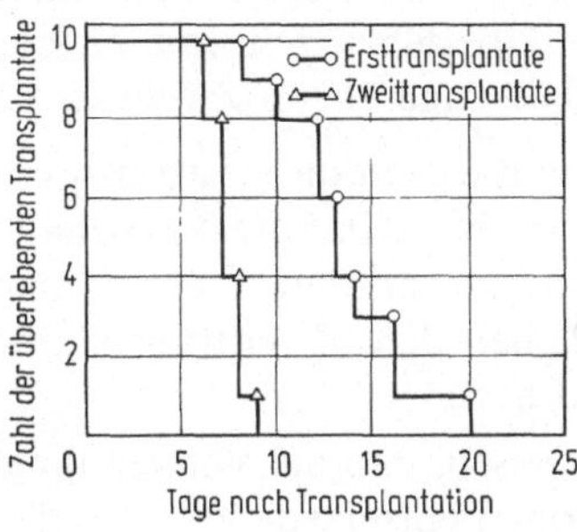

Abb. 4 Abb. 5

Abb. 4. Überlebenszeit von fetaler Kalbshaut nach 1 Woche Konservierung

Abb. 5. Überlebenszeit von fetaler Kalbshaut nach Erst- und Zweittransplantation ohne N.A.-Vorbehandlung

3. Überlebenszeit von Zweittransplantaten in Relation zur Lebensdauer von Ersttransplantaten

Wurden die Zweittransplantate zehn Tage nach Abstoßung des Ersttransplantates appliziert, so ergaben sich folgende Überlebenszeiten:

Gruppe 5: Die Kontrollgruppe unbehandelter Transplantate zeigte eine mittlere Überlebenszeit von 13,4 ($\pm$ 1,0) Tagen nach der Erst- und von 7,3 ($\pm$ 0,3) Tagen nach der Zweittransplantation (Abb. 5).

Gruppe 6: Bei den mit Nucleinsäuren vorbehandelten Transplantaten betrug die mittlere Überlebenszeit nach dem Erstsatz 22,8 ($\pm$ 1,7) Tage und nach dem Zweitsatz 6,7 ($\pm$ 0,3) Tage (Abb. 6).

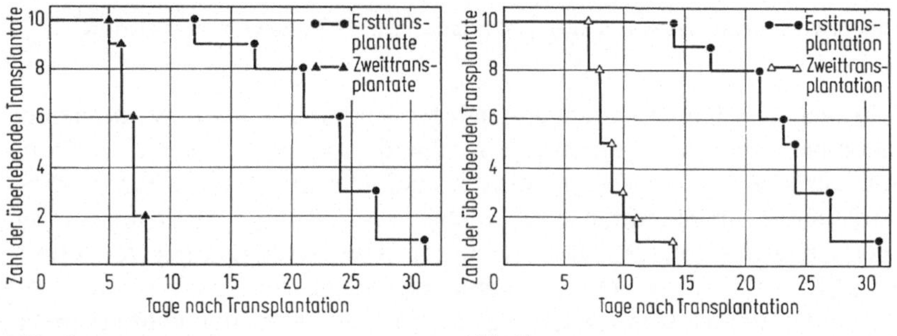

Abb. 6   Abb. 7

Abb. 6. Überlebenszeit von fetaler Kalbshaut nach Erst- und Zweittransplantation mit N.A.-Vorbehandlung

Abb. 7. Überlebenszeit von fetaler Kalbshaut nach Ersttransplantation mit N.A.- und Zweittransplantation ohne N.A.-Vorbehandlung

Gruppe 7: Wurden nur die Ersttransplantate mit Nucleinsäuren behandelt, die Zweittransplantate ohne Vorbehandlung übertragen, so ergab sich eine mittlere Überlebenszeit von 22,9 ($\pm$ 1,5) Tagen beim Erstsatz und von 9,1 ($\pm$ 0,6) Tagen beim Zweitsatz (Abb. 7).

Gruppe 8: Erfolgte dagegen die Ersttransplantation ohne und die Zweittransplantation mit Nucleinsäure-Vorbehandlung, so ließ sich bei den Ersttransplantaten eine mittlere Überlebenszeit von 13,5 ($\pm$ 1,1) Tagen verzeichnen und bei den Zweittransplantaten eine solche von 12,1 ($\pm$ 0,9) Tagen (Abb. 8).

Die Resultate beweisen, daß die Verwendung von Nucleinsäuren nur bei Ersttransplantationen entscheidende Vorteile bringt und bei Zweittransplantationen innerhalb eines engbegrenzten Zeitraumes eine beschleunigte Abstoßung im Sinne eines second-set-Phänomens dieser Xenotransplantate erfolgt. Die Dauer der Transplantationsimmunität wurde durch weitere Untersuchungen ermittelt.

Wurden die Zweittransplantate drei Wochen nach Abstoßung der Ersttransplantate gesetzt, so war keine wesentlich beschleunigte Abwehrreaktion mehr festzustellen.

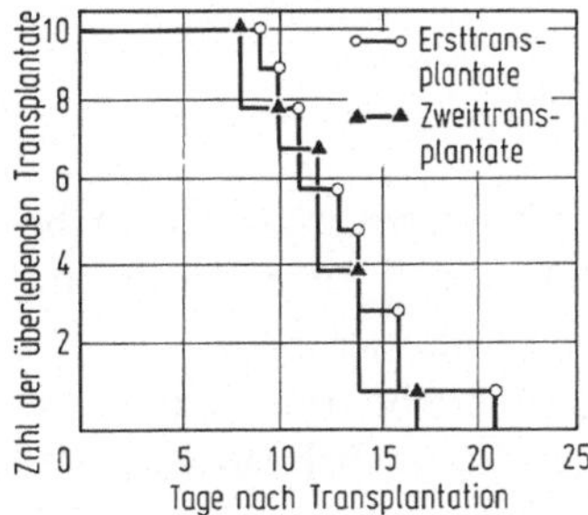

Abb. 8. Überlebenszeit von fetaler Kalbshaut nach Ersttransplantation ohne N.-A. und Zweittransplantation mit N.A.

Gruppe 9: Die unbehandelten Kontrolltransplantate zeigten eine mittlere Überlebenszeit von 13,5 ($\pm$ 1,4) Tagen nach Erst- und von 12,8 ($\pm$ 1,1) Tagen nach Zweittransplantation (Abb. 9).

Gruppe 10: Nach Inkubation mit Nucleinsäuren erreichten die Zweittransplantate 15,9 ($\pm$ 1,1) Tage, während die Ersttransplantate eine mittlere Überlebenszeit von 23,2 ($\pm$ 1,8) Tagen aufwiesen (Abb. 10).

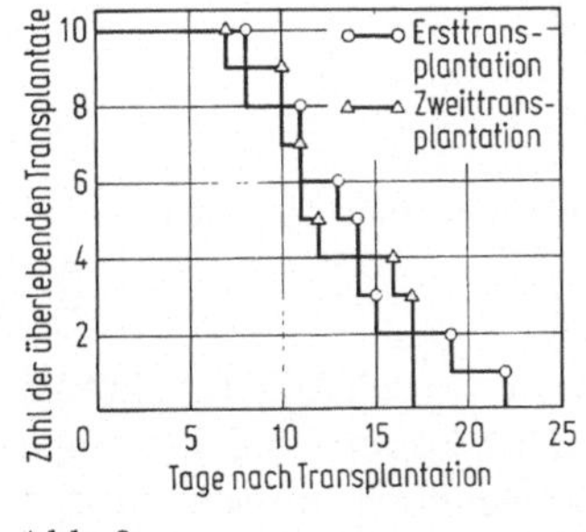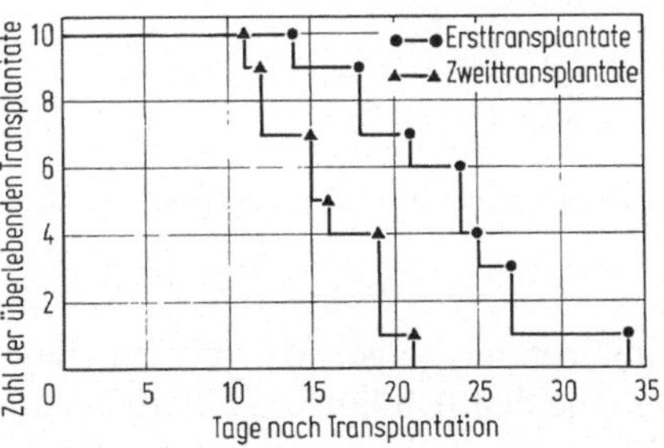

Abb. 9   Abb. 10

Abb. 9. Überlebenszeit von fetaler Kalbshaut nach Erst- und Zweittransplantation ohne N.A.-Vorbehandlung (Zweitsatz 3 Wochen nach Transplantat-Abstoß)

Abb. 10. Überlebenszeit von fetaler Kalbshaut nach Erst- und Zweittransplantation mit N.A.-Vorbehandlung (Zweitsatz 3 Wochen nach Transplantat-Abstoß)

Der Versuch, die Überlebenszeit der Transplantate durch Nucleinsäuren-Inkubation zu beeinflussen, führte drei Wochen nach Abstoßung der Ersttransplantate also wieder zu einer signifikanten Verlängerung der

Transplantatüberlebenszeit. Aus diesem Resultat geht hervor, daß die Dauer der Transplantatimmunität, die bei der Hautallotransplantation bei Kabinchen 60 Tage beträgt, bei der fetalen Hautxenotransplantation nicht lange währt.

4. Überlebenszeit von Transplantaten in Relation zum Alter der Kalbsfeten

In der Gruppe unter 35 cm Länge betrug die Überlebenszeit nichtvorbehandelter Transplantate im Durchschnitt 13,0 ($\pm$ 1,2) Tage, die der mit Nucleinsäure vorbehandelten Transplantate 23,2 ($\pm$ 1,5) Tage.

In der Gruppe zwischen 35 und 45 cm Länge überlebten die Transplantate ohne Vorbehandlung 14,9 ($\pm$ 1,3) Tage, die vorbehandelten 20,9 ($\pm$ 1,5) Tage.

In der Gruppe über 45 cm Länge erreichten die unbehandelten Transplantate eine Überlebenszeit von 10,5 ($\pm$ 1,5) Tagen gegenüber 15,6 ($\pm$ 2,2) Tagen bei den Transplantaten, die mit Nucleinsäuren vorbehandelt worden waren (Abb. 11).

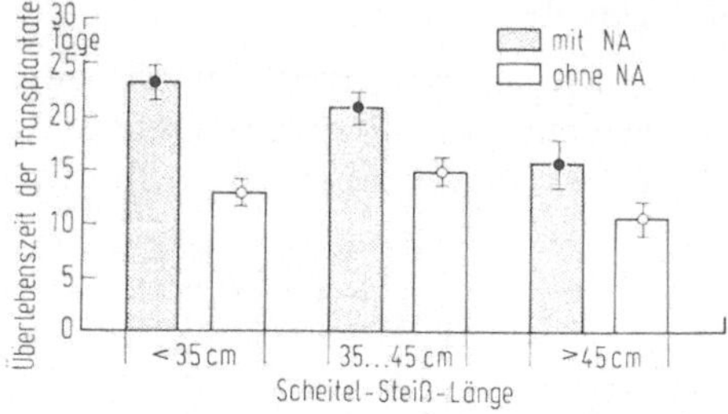

Abb. 11. Überlebenszeit der Transplantate in Beziehung zum Alter der Feten

In allen Gruppen zeigen die mit Nucleinsäuren vorbehandelten Transplantate eine deutlich längere Überlebenszeit. Dies kommt in der Gruppe unter 35 cm Länge besonders zum Ausdruck. Dennoch müssen für den klinischen Gebrauch die Transplantate von 35 bis 45 cm als die geeignetsten gelten, da sie auf Grund ihrer kräftigeren Struktur gegenüber mechanischen Beanspruchungen widerstandsfähiger sind.

5. Makroskopische Verlaufskontrolle

Nach der Transplantation veränderte sich das Aussehen der blaßgelblich gefärbten, leicht transparenten fetalen Kalbshauttransplantate zunächst nicht wesentlich, es kam lediglich am Rande in unmittelbarer Nachbarschaft des Histocrylklebers zur Eintrocknung der oberflächlichen Hautschicht. Auffallend war in allen Fällen die rasche Verklebung mit dem Empfängerbett — bereits wenige Stunden nach der Aufpflanzung waren die Transplantate auf ihrer Unterlage nicht mehr verschieblich. Im Gegensatz zu Transplantationen mit anderem Material ließ sich kein Exsudat oder Ödem nachweisen, was auf die bekannte Wasseraufnahmefähigkeit von fetaler Haut zurückzuführen sein dürfte. Nach ein bis zwei Tagen waren die Transplantate mit dem Wundbett so fest verbunden, daß auch bei der Entnahme von Biopsien keine Ablösung von der Unterlage mehr erfolgte. Bis zum achten Tag erschienen fast alle Transplantate unverändert, sie waren weich und sahen lebensfähig aus. Die nicht vorbehandelten Transplantate zeigten im Durchschnitt ab achten Tag und die mit Nucleinsäuren vorbehandelten Transplantate ab zwölften Tag die ersten trockenen Stellen, zunächst an den oberen Hautschichten. Die gelbliche Farbe der Transplantate wurde allmählich dunkler. Im weiteren Verlauf trockneten auch die tiefen Schichten der Transplantate langsam aus, wobei der Dehydrierungsvorgang bei unbehandelten Transplantaten deutlich schneller vor sich ging. Die nicht vorbehandelten Transplantate erschienen im Durchschnitt nach zwölf bis vierzehn Tagen und die mit Nucleinsäuren inkubierten Transplantate nach 22 bis 30 Tagen völlig trocken. Sie hafteten aber weiterhin dem Wundbett fest an, bis sie vollständig vom Epithel unterwandert waren und der dunkelgelb gefärbte Wundschorf nach etwa vier Wochen abfiel. Bei den Probeexcisionen konnte zu keinem Zeitpunkt ein Ödem oder eine Entzündungsreaktion im Wundbett oder am Wundrand beobachtet werden. Wurde ein Transplantat zu irgendeinem Zeitpunkt absichtlich vom Wundbett entfernt, so zeigte sich immer ein sauberes, flaches, gut vascularisiertes Granulationsgewebe. Bemerkesnwert ist die Tatsache, daß alle Transplantate 100%ig angingen, das Haftungsvermögen fetaler Kalbshauttransplantate somit deutlich besser ist als das jeden anderen Hautersatzes. In keinem Fall kam es zu einer Wundinfektion. Kein Versuchstier zeigte irgendwelche toxischen Erscheinungen.

Zweittransplantate, die zehn Tage nach Abstoßung des Erstsatzes verpflanzt wurden, unterschieden sich in ihrem Verhalten zunächst nicht von Ersttransplantaten, wenigstens nicht bei makroskopischer Betrachtung. Es kam innerhalb des normalen Zeitraumes zum Verkleben mit dem Empfängerbett. Während der ersten drei bis fünf Tage erschienen die Transplantate weich, geschmeidig und vital. Danach jedoch, d.h. nach einer latenten Zeit, die allerdings Schwankungen von fünf bis neun Tagen unterworfen war, traten plötzlich Veränderungen auf, die durch eine rotbraune Verfärbung der Transplantate und Ödembildung sowie Hämorrhagien im Wundbett charakterisiert waren. Auch am Wundrande traten Erytheme und Schwellungen auf. Die untere Transplantatschicht schien sich innerhalb kurzer Frist aufzulösen, während der obere

Anteil rasch austrocknete. Das Transplantat war danach durchschnittlich innerhalb von zwei Tagen vom Wundbett abgelöst, in den meisten
Fällen also gegen Ende der ersten Woche nach der Transplantation. Das
ausgetrocknete Transplantat bestand in diesen Fällen aus einer hämor-
rhagischen oder schwarzen Kruste, die mit dem sogenannten „black
eschar" verglichen werden kann, wie ihn Rapaport u. Converse als Folge
der beschleunigten Abstoßungsreaktion bei Hautallotransplantaten beschrieben haben.

Zweittransplantate, die drei Wochen nach Abstoßung des Erstsatzes übertragen wurden, verhielten sich genau so wie Ersttransplantate. Es konnten
keine Ödeme im Wundbett festgestellt werden. Andererseits waren auch
keine Entzündungszeichen im Sinne von Rötung, Schwellung oder Induration wie bei Hautallotransplantationen am Wundrand nachweisbar.
Die Transplantate sahen durchschnittlich acht bis fünfzehn Tage lang
gesund aus, abgesehen von einzelnen trockenen Stellen in der Peripherie.
Es kam zu einer allmählich fortschreitenden Dehydrierung und zunehmend dunkleren Verfärbung. Die nicht vorbehandelten Transplantate
waren durchschnittlich nach zwölf bis vierzehn Tagen und die mit
Nucleinsäuren vorbehandelten Transplantate nach vierzehn bis zwanzig
Tagen eingetrocknet. Wie sonstige Ersttransplantate blieben sie bis zur
vollständigen Epithelisierung mit dem Wundgrund fest verbunden.

6. Histologische Befunde

Bei den histologischen Untersuchungen erschien die Struktur der fetalen
Kalbshaut drei Tage nach der Transplantation noch völlig normal, nur
die mit Histoacryl geklebten Randzonen zeigten einen beginnenden
Strukturverlust von Epidermis und oberem Corium. In den Transplan-
taten fand sich eine mäßige zellige Infiltration von polymorphkernigen
Leukocyten sowie großen und kleinen Lymphocyten, vereinzelten Plasma-
zellen und Histiocyten. Die Verbindung zum Wundbett erschien fest.
Im Wundbett gab es keine Ödeme und zu diesem Zeitpunkt auch noch
keine wesentlichen Granulationen oder Gefäßneubildungen. Als einziges
Zeichen einer Reaktion im Wundbett konnte lediglich das Auftreten von
Leukocyten festgestellt werden, deren geringe Anzahl auf einen offensichtlich nur schwachen entzündlichen Reiz hinwies. Durchschnittlich ab
viertem Tag zeichneten sich die ersten degenerativen Veränderungen der
Epidermis ab, während die breite Kollagenschicht der Dermis weiterhin
völlig normal erschien. Die Transplantate waren von einzelnen großen
und kleinen Lymphocyten, polymorphkernigen Leukocyten und ge-
legentlich von einzelnen Plasmazellen und Histiocyten durchsetzt. Die
auffallendsten Veränderungen offenbarten sich im Wundbett durch
starkes Einsetzen von Granulationen und Auftreten von Gefäßsprossen.

Die nur mäßige zellige Infiltration bestand vorwiegend aus Leukocyten und Histiocyten, ferner aus eosinophilen Zellen und sehr wenigen Lymphocyten. Sechs Tage nach der Transplantation war die Epidermis noch relativ gut erhalten, das Corium erschien noch immer völlig intakt. Die Transplantate zeigten eine nur schwache zellige Infiltration aus polymorphkernigen Leukocyten sowie aus Kerntrümmern. Im Wundbett fand sich ein zellreiches Granulationsgewebe, bestehend aus Fibroblasten und Capillarsprossen, und ein Infiltrat aus polymorphkernigen Leukocyten sowie Histiocyten, wenigen Lymphocyten und eosinophilen Zellen. Nach acht Tagen, zu einem Zeitpunkt also, zu dem makroskopisch die Transplantate noch fast unverändert erschienen, ließ sich mikroskopisch der Strukturverlust der Epidermis bereits deutlich erkennen. Auch das subepidermale Corium war nekrotisch und von einem leukocytenreichen Infiltrat durchsetzt. Die tieferen Coriumschichten waren auch zu diesem Zeitpunkt noch relativ gut erhalten und zeigten nur eine geringe Infiltration von Leukocyten und Kerntrümmern. Im Wundbett beherrschten starke Granulationen und Gefäßneubildungen das Bild, das zellige Infiltrat entsprach dem am sechsten Tag beobachteten. Wieder fiel eine deutliche Eosinophilie auf. Zusätzlich traten zu diesem Zeitpunkt vereinzelt bis mäßig viel Plasmazellen auf. Im weiteren Verlauf wurde die Epidermis vollständig nekrotisch und die Nekrose des Coriums schritt von oben nach unten allmählich fort. Das Transplantat erschien insgesamt zunehmend schmäler, die zellige Durchsetzung nahm nun — im Vergleich zu früheren Zeitpunkten — merklich ab. Im Wundbett fand sich weiterhin ein zellreiches Granulationsgewebe mit Fibroblasten und Capillarsprossen. Die Zusammensetzung des zelligen Infiltrates entsprach im wesentlichen der oben beschriebenen. Auffällig war in einigen Präparaten die Zunahme von Fibroblasten. Die Zahl der Plasmazellen, die zwischen dem sechsten und achten Tag am größten war, ging zurück, die Eosinophilie blieb gleich stark. Mit besonderer Aufmerksamkeit wurde in allen histologischen Präparaten die Grenzzone zwischen Transplantat und Wundbett beobachtet. Zu keinem Zeitpunkt war eine Einsprossung von Capillaren in das Transplantat nachweisbar. Als besonders auffällig muß das Fehlen eines cellulären, leukocytären oder lymphocytären, wallartigen Infiltrates gelten, das als Abwehrreaktion gedeutet werden könnte. Zu keinem Zeitpunkt fand sich eine Anhäufung von Zellen im Transplantat oder Wundbett, die auf eine plötzliche Nekrose und nachfolgende Ablösung des Transplantats hingewiesen hätte, wie dies bei ausgereiften Allo- oder Xenotransplantaten stets zu beobachten ist. Lediglich eine mäßige Zunahme der cellulären Infiltration und das Erscheinen von ganz wenigen Plasmazellen im Wirtsgewebe des Transplantatbettes, gefolgt von einer Abnahme des Zellgehaltes, ließ den Zeitpunkt der immunologischen Abstoßungsreaktion erkennen. Es kam zu

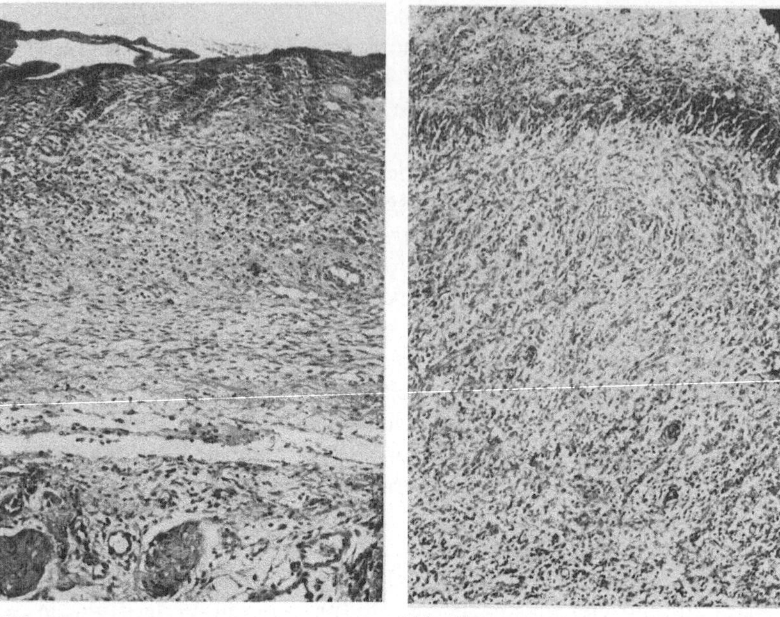

Abb. 12   Abb. 13

Abb. 12. Xenotransplantat von fetaler Kalbshaut auf Kaninchen, zwei Tage nach
der Transplantation. Epidermis mit Hautanhangsstrukturen gut sichtbar. Corium des
Transplantates gemischtzellig infiltriert. Wundbett reaktionslos. Hämatoxylin-Eosin.
Mikr. Vergr. 45fach

Abb. 13. Xenotransplantat von fetaler Kalbshaut auf Kaninchen, sieben Tage nach
der Transplantation. Wundbett und Transplantat. Im Wundbett zellreiches Granulationsgewebe mit Capillarsprossen. Im Transplantat beginnender Strukturverlust des
Kollagens und mäßiges zelliges Infiltrat. Fehlen einer wallartigen zelligen Abgrenzung.
Hämatoxylin-Eosin. Mikr. Vergr. 64fach

einem allmählich fortschreitenden Strukturverlust der Transplantate,
während die minimalen entzündlichen Veränderungen im Empfängergewebe weiter zurückgingen (Abb. 12−16).
Die mit Nucleinsäuren vorbehandelten fetalen Kalbshautxenotransplantate zeigten bei den histologischen Verlaufskontrollen, abgesehen von
einer zeitlichen Verschiebung um vier bis acht Tage, keinerlei Unterschiede in den Entzündungs- und Abwehrerscheinungen, wie sie bei nichtvorbehandelten Transplantaten festzustellen waren. Die vorübergehende,
leicht vermehrte Zellinfiltration erreichte unter diesen Umständen durchschnittlich ein Maximum um den zehnten bis zwölften Tag nach der
Transplantation. Auch hier vollzogen sich die degenerativen Veränderungen der Transplantate nur allmählich. Die Transplantate blieben mit

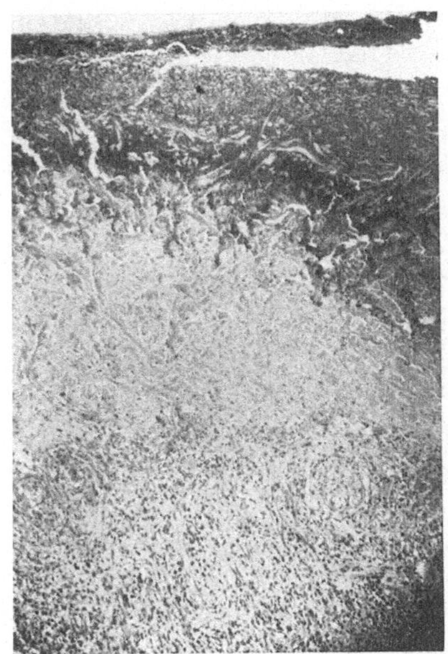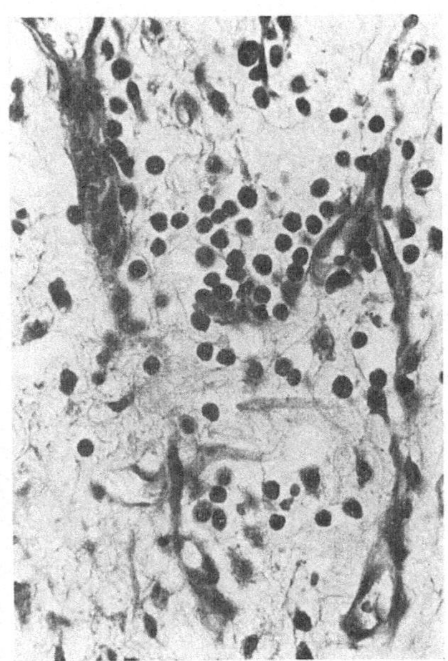

Abb. 14   Abb. 15

Abb. 14. Xenotransplantat von fetaler Kalbshaut auf Kaninchen, acht Tage nach der Transplantation. Oberflächliche Lagen des Transplantates nekrotisch, untere relativ gut erhalten und zellarmes capillarsprossenreiches Wundbett. Hämatoxylin-Eosin. Mikr. Vergr. 25fach

Abb. 15. Xenotransplantat von fetaler Kalbshaut auf Kaninchen, elf Tage nach der Transplantation. In der Nachbarschaft von Capillaren vorwiegend plasmazelliges Infiltrat. Hämatoxylin-Eosin. Mikr. Vergr. 160fach

dem Wundbett fest verbunden, bis sie nach völligem Strukturverlust vom Epithel unterwandert waren.

Bei der second-set-Abstoßung kam es gewöhnlich gegen den vierten bis fünften Tag nach der Transplantation zu einer starken cellulären Infiltration im Empfängergewebe, insbesondere entlang der unteren Coriumgrenze der Transplantate, zu Ödembildung und perivasculären Hämorrhagien (Abb. 17). Unter den Zellen fielen besonders unreife Plasmazellen, ferner polymorphkernige Leukocyten und Lymphocyten auf. Die Nekrose der Transplantate erfolgte so rasch, daß sie schon nach ungefähr 48 Stunden mit bloßem Auge zu erkennen war, nachdem die histologischen Anzeichen der Gewebsnekrose sichtbar wurden. Es kam hier zu einer Ablösung der Transplantate vom Wundbett, also zu einer regelrechten Abstoßung der Nekrose.

Die histologischen Befunde erinnern an die „intercepted vascularization" bei Hautallotransplantaten, die durch eine nur schwache Abwehrreaktion

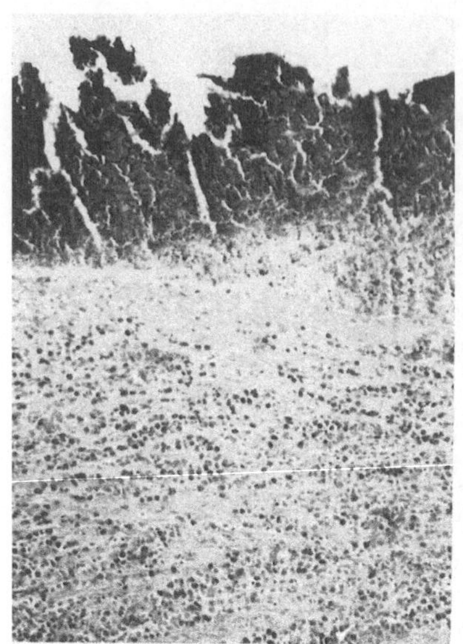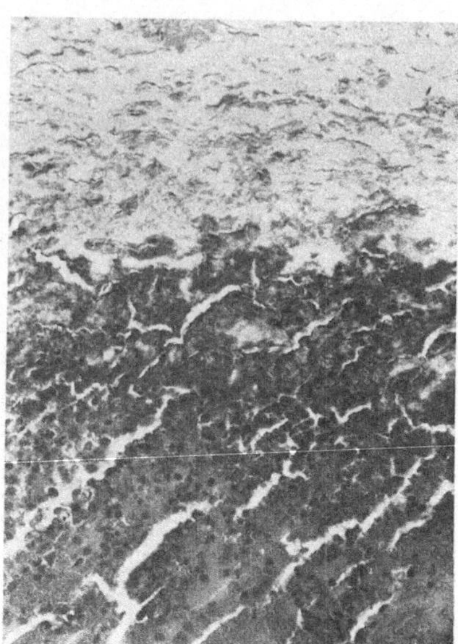

Abb. 16   Abb. 17

Abb. 16. Xenotransplantat von fetaler Kalbshaut auf Kaninchen, zwanzig Tage nach der Transplantation. Nekrotisches Transplantat auf eosinophilenreichem Wundbett. Hämatoxylin-Eosin. Mikr. Vergr. 38fach

Abb. 17. Xenotransplantat von fetaler Kalbshaut auf Kaninchen, fünf Tage nach Zweitsatz: ,,Second set"-Abstoßung. Zellreichtum im Transplantatbett, entlang der unteren Coriumgrenze vorwiegend durch Infiltration von Plasmazellen und Lymphocyten, darunter massenhaft Erythrocyten infolge Hämorrhagien. Hämatoxylin-Eosin. Mikr. Vergr. 100fach

gekennzeichnet ist. Die Transplantate können sich nach der eigentlichen immunologischen Abstoßung noch durchschnittlich sechs bis zehn Tage halten, bevor sie zugrunde gehen. Andererseits ist auch die hier auftretende Immunantwort nach Zweittransplantation der beschleunigten Abwehrreaktion von Allotransplantaten sehr ähnlich. Nach Humphrey u. White wird auch das Allotransplant beim Zweitsatz niemals wirklich vascularisiert. Die Reaktion, die zur beschleunigten Abstoßung eines Allotransplantates führt, ist auf das Transplantatbett konzentriert, das Transplantat selbst wird von der cellulären Infiltration nicht durchdrungen. Die second-set-Reaktion ist natürlich nur so lange deutlich, als noch ein hoher Antikörperspiegel besteht, d.h. drei Wochen nach dem Ersttransplantat von fetaler Kalbshaut oder sechs Wochen nach der Allotransplantation bei Kaninchen.

Vergleicht man die Abstoßungsreaktionen, wie sie bei ausgereiften Xenotransplantaten (Ben Hur u. Rapaport, Law u. MacMillan) und Allotransplantaten (Medawar, Rapaport u. Converse) festzustellen waren, mit den Ergebnissen unserer Untersuchungen mit fetalen Kalbshautxenotransplantaten, so ergibt sich daraus die Annahme, daß am Mechanismus der Immunreaktion mehr celluläre als humorale Antikörper beteiligt sind. Da es sich hier um embryonale bzw. fetale Kalbshaut handelt, gibt es wahrscheinlich keine präformierten Antikörper. Leider ist die Immunreaktion auf fetale, xenogene Haut von anderen Autoren bisher nicht untersucht worden, so daß ein Vergleich mit anderen Resultaten ausgeschlossen und eine definitive Aussage über den genauen Mechanismus der Immunreaktion derzeit nicht möglich ist. Würde es sich aber vorwiegend um humorale Abwehrreaktionen handeln, so müßte die Transplantatabstoßung vom Auftreten stärkerer Serumantikörper begleitet sein, wie sie sich bei Schweinehauttransplantationen leicht nachweisen lassen. Entsprechende Untersuchungen bei fetaler Haut verliefen jedoch negativ, wie nachfolgend genauer beschrieben wird.

7. Serologische Befunde

Bei den serologischen Untersuchungen an zwanzig Tieren ließen sich nach der Ersttransplantation keine nennenswerten Antikörpertiter feststellen. Bei der Komplementbindungsreaktion lagen die Werte bei 1:4 bis 1:16. Nach Zweittransplantationen, die zehn Tage nach Abstoßung erfolgten, wurden jedoch in fünf Fällen Titer von 1:64 bis 1:128 gefunden. Bei den übrigen Fällen blieben die Werte bei den regelmäßig in fünftägigen Abständen untersuchten Seren im Normbereich. Der Gel-Doppeldiffusionstest nach Ouchterlony fiel negativ aus, ebenso der lymphocytotoxische Test.

8. Vitalitätsprüfung

Da sich bei den histologischen Untersuchungen keine Gefäßeinsprossung oder Vascularisation bei den Hautxenotransplantaten nachweisen ließ, wurden bei zahlreichen Tieren Vitalfärbungen durchgeführt, indem Disulphinblau an verschiedenen Tagen nach der Transplantation in die Ohrvene injiziert wurde. Dabei stellte sich heraus, daß zu keinem Zeitpunkt Farbstoff in die Transplantate gelangte. Nach den Injektionen von Disulphinblau schien zwar — wegen der Transparenz der Transplantate — das stark vascularisierte Granulationsgewebe durch, nach Excision zeigte sich jedoch, daß es zu keiner Farbstoffanreicherung gekommen war. Auch mikroskopisch konnten keine Farbstoffpartikel in den Transplantaten nachgewiesen werden. Es ist daher anzunehmen, daß die Ernährung der Transplantate durch Diffusion erfolgte.

Um nachzuweisen, daß die Transplantate tatsächlich vital waren, wenn sie makroskopisch noch als lebensfähig erschienen, haben wir während der Versuchsdauer ihren Sauerstoffverbrauch mit entnommenen Hautproben nach der Warburg-Methode bestimmt. Dabei konnten signifikante Umsätze festgestellt werden. Die Aktivität der Transplantate entsprach also ihrer Lebensdauer. Somit konnte klar bewiesen werden, daß die mit Nucleinsäuren vorbehandelten Transplantate auch tatsächlich länger überlebten.

9. Nachwies der Aufnahme von Nucleinsäuren in die Haut

Fetale Kalbshaut wurde mit Uracil-markierter RNA über verschiedene Zeiträume (1, 2, 4, 8, 16 Std) bei verschiedenen Temperaturen (4, 22 u. 37 Grad C) inkubiert. Nach Entnahme aus dem Inkubationsmedium wurden die Hautstücke in physiologischer NaCl-Lösung mehrmals gespült. Durch Szintillationszählung im Packard-Tricarb 3003 wurde der Nachweis erbracht, daß Nucleinsäuren eine feste Haftung mit der fetalen Kalbshaut eingehen und nach 4 Stunden Inkubationszeit der stärkste Impulsratenanstieg erzielt wird.

II. Transplantationsversuche bei Zwergschweinen

Durch Tierexperimente sollten die Fragen geklärt werden, ob fetale Kalbshautxenotransplantate auf Grund ihrer besonders günstigen mechanischen und biologischen Materialeigenschaften auch bei der Überdeckung von Netztransplantaten noch festen Kontakt mit dem Wundboden finden und ob die untereinander verbundenen Epithelstreifen des Netzwerkes unter diesem Deckmaterial seitwärts auswachsen können und allmählich eine kontinuierliche Abdeckung des Wundbettes ergeben, ferner, ob die Regeneration des Epithels unter diesem Deckmaterial eventuell in kürzerer Zeit erfolgt als unter der bisher üblichen Behandlung mit feuchten Verbänden. Weiterhin sollte geprüft werden, ob ein Überschießen des Granulationsgewebes in den Zwischenräumen des Gitterwerkes durch die Überdeckung verhindert werden kann und schließlich, ob die Kontraktion der Wunde und die Narbenkontraktur beeinflußt werden können.

a) Material und Methodik

1. Art der Versuchstiere

Die Untersuchungen wurden an zwölf Zwergschweinen von ca. 15 kg Körpergewicht der Göttinger Tierzucht vorgenommen.

Da die Versuche in Kombination mit autogenen Netztransplantaten durchgeführt wurden, erschienen diese Tiere schon aus operationstechnischen Gründen als besonders geeignet. Darüber hinaus bringt gerade das Schwein Voraussetzungen mit, die es als Versuchstier für die Verwendung von Hautersatzmaterial ganz allgemein, besonders aber im vorliegenden Fall, interessant erscheinen lassen. Nach Haring, Gruhn, Schmidt u. Scheven bestehen zwischen Schwein und Mensch physiologische Ähnlichkeiten und weitestgehende Übereinstimmung im Hinblick auf Bau und Funktion der Haut. Da die Verwendung von Ferkeln normaler Hausschweine der Versuchsproblematik nicht gerecht wurde und das ausgewachsene Hausschwein wegen seiner Größe, seines Raum- und Futterbedarfs als Versuchstier nicht in Frage kam, wurden Zwergschweine aus dem Institut für Tierzucht und Haustiergenetik aus der DFG-Zucht der Universität Göttingen verwendet. Hierbei handelt es sich um ein zu Versuchs- und Laboratoriumszwecken gezüchtetes Schwein, das sowohl in anatomischer als auch in physiologischer Hinsicht eine Miniaturausgabe des normal gebauten, wohlproportionierten Hausschweines darstellt, ohne eine Kümmerform desselben zu sein. Diese Tiere sind besonders widerstandsfähig, auch gegenüber lang anhaltenden Narkosebelastungen.

2. Herstellungsverfahren der Netztransplantate

Ein mit dem Elektrodermatom entnommenes dünnes Spalthauttransplantat (Abb. 19[1]) wird durch eine spezielle Schneidemaschine, dem Mesh-Dermatom nach Tanner u. Vandeput hindurchgezogen, wobei dieses durch rotierende Messer mit parallelen Reihen von zueinander alternierenden Einschnitten versehen wird (Abb. 20). Das so incidierte Transplantat läßt sich in Form eines Netzes auseinanderziehen, so daß eine Vergrößerung der ursprünglichen Fläche auf das Dreifache erreicht wird (Abb. 21). Das Netzwerk besteht somit aus Hautleisten, die rhombische Lücken einschließen, die der spontanen Epithelisierung überlassen werden.

3. Art des verwendeten Deckmaterials

Für die Überdeckung der auf dem Wundbett fixierten autogenen Netztransplantate wurden stets frische fetale Kalbshauttransplantate, die drei Stunden lang mit Nucleinsäuren vorbehandelt waren, verwendet. Zwecks vergleichender Beurteilungsmöglichkeiten des Heilverlaufes wurden weiterhin Kollagenfolien der Firma B. Braun, Melsungen, zur Untersuchung herangezogen und schließlich Tüllgaze (Sofratüll) in Verbindung mit feuchten Verbänden (physiologische NaCl-Lösung) — entsprechend der konservativen Methode der Verbandstechnik — verwendet.

---

1 Abb. 19—66 siehe Bildteil auf S. 49—64.

4. Anaesthesieverfahren und operatives Vorgehen

Bei den zwölf Zwergschweinen wurde die Inhalations-Narkose mit einem Halothan-Sauerstoffgemisch angewendet, da es sich bei diesen Operationen um länger dauernde Eingriffe handelte.

Der Rücken der Tiere wurde rasiert, die Haut mit Satinasept abgewaschen und mit Alkohol desinfiziert. Anschließend wurden dünne Spalthauttransplantate mit dem Elektrodermatom entnommen und Netztransplantate mit dem Standard-Mesh-Dermatom nach Tanner u. Vandeput, das eine Ausdehnung im Verhältnis 1:3 erlaubt, hergestellt. Dann wurden an der seitlichen Rückenpartie jeweils drei standardisierte Hautdefekte von 10 cm Durchmesser bis auf die Muskelfascie gesetzt, diese mit dem vorbereiteten autogenen Netztransplantat gedeckt und an den Wundrändern mit einem Gewebekleber (Histoacryl-N) punktförmig fixiert (Abb. 22). Zusätzlich wurde je eine Defektfläche mit Nucleinsäuren vorbehandelter fetaler Kalbshaut, mit Kollagenfolien und feuchten Verbänden versorgt (Abb. 23). Als Verbandmaterial dienten nichthaftende Kunststoffkompressen (Solvaline), darüberliegende Elastoplastbinden gewährleisteten den notwendigen Schutz vor mechanischen Belastungen. Der Verband wurde gefenstert, um zur Kontrolle des Heilverlaufs in zweitägigen Abständen Inspektionen durchführen und Biopsien entnehmen zu können. Der Zustand der drei verschiedenen Wunden wurde miteinander verglichen und die Ausdehnung der abgeheilten Wundflächen im Vergleich zu derjenigen des ursprünglich gesetzten Defektes in regelmäßigen Zeitabständen gemessen.

b) Experimentelle Ergebnisse bei vergleichenden Untersuchungen über den Einfluß von fetaler Kalbshaut auf die Wundheilung und Wundschrumpfung

Bei allen Versuchstieren wiesen die mit fetaler Kalbshaut gedeckten Defekte eine deutlich bessere Ausheilung als unter sonstigen Bedingungen auf (Abb. 24). Die Netzhauttransplantate fanden in allen Fällen 100% Anschluß an die Blutversorgung des Wundbettes. Die fetale Kalbshaut haftete der Wundfläche fest an, bis sie vollständig vom Epithel unterwandert war. Innerhalb von 8 Tagen waren diese Defekte lückenlos abgeheilt, ohne daß eine nennenswerte Wundschrumpfung oder Narbenkontraktur des Hautnetzes stattgefunden hatte. Die Ausdehnung der abgeheilten Wundfläche entsprach auch nach 4 Wochen immer noch jener des ursprünglich gesetzten Defektes, dies natürlich unter der Voraussetzung, daß man die Schrumpfung an den Biopsiestellen ausschließt. Bemerkenswert ist die Tatsache, daß durch die fetale Haut die Bildung von Granulationsgewebe stimuliert, ein Überschießen jedoch verhindert wurde, so daß die Maschen des Netzwerkes nach Überhäutung immer in dem gleichen Niveau wie die angrenzenden Hautleisten lagen. Somit entstand immer eine ebenmäßige, glatte Oberfläche (Abb. 25—27).

Bei der Abdeckung mit Kollagenfolie waren die Defekte durchschnittlich 1—2 Tage früher geschlossen, jedoch blieb die Textur des ursprünglichen Transplantates definitiv bestehen. Bis zur vollständigen Epithelisierung des Defektes war schon eine deutliche Kontraktion der Wunde eingetreten, vier Wochen nach der Transplantation war die verpflanzte Hautoberfläche um 30% geschrumpft. Bei der Behandlung mit feuchten Verbänden war es meist zum Teilverlust der Hautnetze gekommen. Die Zwischenräume der Netztransplantate waren durchschnittlich erst nach 10—12 Tagen überhäutet und ließen infolge überschießender Granulationen in den Maschen immer eine sehr ausgeprägte, pflastersteinartige Anordnung der abgeheilten Wundflächen erkennen. Die Wundschrumpfung und Narbenkontraktur war bei diesen Fällen besonders ausgeprägt. Der Grad der Schrumpfung variierte hier in Abhängigkeit von der Anheilungsquote der Netztransplantate von 40—75%, im Durchschnitt war die ursprüngliche Transplantatfläche um mehr als 50% geschrumpft.

Die Ergebnisse dieser Versuche zeigen, daß fetale Kalbshaut die Wundheilung fördert und die Wundkontraktion (Schrumpfung während der Einheilung eines Transplantates (sowie die Narbenkontraktur (sekundäre Schrumpfung eingeheilter Transplantate) unterdrückt.

Die von Rogers u. Converse beschriebenen klinischen Befunde über den günstigen Einfluß von fetaler Kalbshaut auf die Granulation und Epithelisation einerseits und die Wundkontraktion und Narbenbildung andererseits konnten somit an einem geeigneten Modell im Tierexperiment bestätigt werden.

Von besonderem Interesse sind in diesem Zusammenhang die von Hinshaw u. Miller beschriebenen Studien über den Grad der Schrumpfung von autotransplantierter Spalthaut und Vollhaut bei Miniaturschweinen, denen zirkuläre Defekte von 7 cm Durchmesser gesetzt worden waren. Die Größe der mit kontinuierlicher Spalthaut gedeckten Fläche verringerte sich im Durchschnitt um über 50%, während das Ausmaß der Schrumpfung bei Vollhauttransplantaten bis zu 40% der verpflanzten Hautoberfläche betrug. Wenngleich tierexperimentelle Untersuchungsergebnisse nur bedingt auf die Verhältnisse beim Menschen übertragen werden können, so lassen sich doch gewisse Rückschlüsse ziehen. Beim Menschen ist die Schrumpfungstendenz zwar deutlich niedriger. Padgett fand bei dünner Spalthaut eine durchschnittliche Schrumpfung von 37% nach Übertragung auf frisch excidierte aseptische Wunden — einen erheblich größeren Grad bei Übertragung auf granulierende Wunden — und nach Transplantation von Vollhaut unter gleichen Verhältnissen eine Schrumpfung von 17%. Aber auch dieses Ausmaß der Schrumpfung ist weit von einem günstigen Prozeß der Wundheilung entfernt, weshalb sich die plastische Chirurgie zu einem großen Teil mit der Verhütung und Beseitigung der dadurch hervorgerufenen Deformierungen, vor allem an Gelenkbeugen und im Gesicht und insbesondere nach Verbrennungen, zu befassen hat. Die Minderung des Schrumpfungsgrades, wie sie durch die Wundabdeckung mit fetaler Kalbshaut erreicht wird, hat einen wesentlichen Einfluß auf die Qualität des entstehenden Hautüberzuges. Die neue Hautdecke muß eine ausreichende Elastizität haben und darf keine Narbenkontrakturen, die so oft Zweitoperationen erforderlich machen, verursachen. Wie die Experimente gezeigt haben, sind die notwendigen Bedingungen für eine erfolgreiche Hautsubstitution in Verbindung mit Netztransplantaten nur bei der Überdeckung mit fetaler Klabshaut erfüllt. Klinisch bedeutungsvoll ist auch die Tatsache, daß die Konturen des Netzwerkes nach Abheilung der Wunde gegenüber der konventionellen Methode verstrichen sind, die spontan regenerierte Epidermis in gleichem Niveau liegt, wie das transplantierte Spalthautnetz. Die Fähigkeit zur Pigmentbildung wird meist nur teilweise vom Rande her fortschreitend wieder erworben, wie sich nach Ablauf von mehreren Wochen zeigte. Auch in dieser Beziehung zeigte sich diese Methode gegenüber den früher verwendeten überlegen, was im Hinblick auf die klinische Anwendung dieser Methode von Bedeutung ist.

Die Ursache der besseren Ausheilung unter fetaler Kalbshaut dürfte in erster Linie auf die Beschleunigung der Wundheilung unter Vermeidung von stärkeren Entzündungsreaktionen zurückzuführen sein. Es ist allgemein bekannt, daß die Qualität des Resultates weitgehend von der Heilungszeit abhängt. Je kürzer diese dauert, desto besser ist das Resultat. Dabei bezieht sich die Geschwindigkeit auf drei wesentliche Vorgänge, nämlich die Wundkontraktion, die Epithelisierung und die Umwandlung der Granulationen in fibröses Gewebe. Diese sich überschneidenden Vorgänge werden durch die verschiedensten Faktoren in günstigem oder ungünstigem Sinne beeinflußt (Buff). Eine wesentliche Voraussetzung für die günstige Wundheilung ist die rasche Adhäsion der Transplantate mit dem Empfängerbett, die nach Baxter durch die hydrophile Wirkung von fetaler Haut auf Grund ihrer dicken Coriumschicht begünstigt wird. Durch die rasche Aufsaugung des Wundsekretes werden nach Sokolic günstige Bedingungen für die rasche Verklebung des Fibrinnetzes zwischen Wundbett und Transplantat hergestellt. Auf Grund der flexiblen strukturellen Eigenschaften läßt sich die fetale Kalbshaut trotz der Unebenheiten im Wundbett infolge der aufgelegten Netztransplantate zwanglos mit dem Wundbett in Kontakt bringen, so daß es zu keinen Fibrinanschoppungen in Hohlräumen kommt. Die Netztransplantate selbst finden optimalen Kontakt mit ihrer Unterlage, während das Exsudat von der Wundfläche durch die fetale Haut absorbiert wird. Somit ist ein rascher Anschluß an die Blutversorgung des Empfängerbettes gewährleistet. Histologisch stand in der ersten Phase die sero-fibrinöse Exsudation neben der Auswanderung von Leukocyten im Vordergrund. In der zweiten Phase wurde das Bild durch zahlreiche Gefäßsprossen und Fibroblasten beherrscht. Vom Rande der Epithelleisten erfolgte dann die Regeneration des Epithels durch vermehrte Zellteilung und durch Migration. Auffällige Entzündungs- oder Abwehrreaktionen gegenüber der fetalen Kalbshaut waren nicht nachweisbar. Die histologischen Veränderungen dieser Transplantate entsprachen weitgehend den oben beschriebenen Befunden bei Kaninchen, so daß an dieser Stelle auf eine Wiederholung verzichtet werden kann. Bei der Abdeckung mit Kollagenfolien war ebenfalls ein günstiger Effekt auf die Granulation festzustellen. Die Epithelisierung erfolgte sogar in kürzerer Zeit, was auf die bekannte Leitschienenfunktion des Kollagens zurückgeführt werden darf. Im Gegensatz zur Abdeckung mit fetaler Kalbshaut zeigte sich bei Verwendung von Kollagenfolien eine starke leukocytäre Infiltration des Wundbettes. Das Granulationsgewebe im Wundbett blieb nach Überdeckung der Netztransplantate mit fetaler Kalbshaut immer flach, während es bei Verwendung von Kollagenfolien zu Gewebswucherungen über das Niveau der angrenzenden Hautleisten kam. Es kam damit zum Ausdruck, daß die Kollagenfolien weniger fest auf der Unterlage haften und kein adäquates Widerlager gegenüber dem Gewebsinnendruck darstellen im Unterschied zu einem Hautüberzug der Wundoberfläche mit fetalen Xenotransplantaten. Wo ein Hautüberzug fehlt, da werden bekanntlich alle Körpersäfte nach der Wundoberfläche zu abgedrückt, wodurch es dort zu Ödembildung und Säfteverlust sowie zu ödematosen, groben Granulationsbildungen kommt. Es ist allgemein bekannt, daß Granulationen, die einem gleichmäßigen, milden Druck ausgesetzt werden, gleichförmiger und feiner gedeihen, als wenn man sie frei in atmosphärischem Druck der Außenwelt emporsprießen läßt. Dementsprechend ist auch die konservative Methode der Abdeckung von Netztransplantaten mit feuchten Verbänden mit dem großen Nachteil behaftet, daß stark überschießende Granulationen in den Maschen des Gitterwerkes entstehen, weil sich die Erscheinungen der gestörten Gewebsdruckverhältnisse hier sehr deutlich geltend machen. Um physiologische Verhältnisse des Innengewebdruckes wieder herzustellen, ist die Abdeckung der Wunde mit einem kontinuierlichen Hautüberzug erforderlich.

Wie die Untersuchungsergebnisse der vorliegenden Studie gezeigt haben, ist auch die kombinierte Wundabdeckung von Netztransplantaten in Verbindung mit fetalen Hautxenotransplantaten ein geeignetes Verfahren, um hypertrophe Granulationsbildungen zu verhindern. Daß dieser nachgewiesene Effekt das Aussehen und die Qualität der Transplantatfläche grundlegend prägt, liegt auf der Hand.

Der Nutzen der hier dargelegten neuen Wunddeckungsmethode ist vor allem in der otpimalen Ausnutzung von Eigenhaut und in der gleichzeitigen Umwandlung der offenen Wunde in eine geschlossene durch einen kontinuierlichen Hautüberzug mit fetalen Hautxenotransplantaten zu sehen. Als die wichtigsten Befunde, die sich bei der Anwendung dieser Kombinationsmethode ergaben, können zusammenfassend folgende genannt werden:

1. Bestmögliche Fixierung der Transplantate an die Wundfläche.
2. Optimale Anheilungsquote der Netztransplantate.
3. Stimulierende Wirkung auf die Granulationen bei gleichzeitiger Vermeidung hypertrophischer Granulationsbildungen.
4. Beschleunigung der Epithelisierung.
5. Eindämmung der Exsudatabsonderung von der Wundfläche.
6. Verminderung der Wundkontraktion und Narbenkontraktur.

III. Transplantationen beim Menschen

Nachdem die tierexperimentellen Untersuchungen ergeben hatten, daß xenogene, in Nucleinsäuren inkubierte fetale Kalbshaut ein optimales Material zur Interimsdeckung großflächiger Hautläsionen darstellt, schien die Annahme berechtigt zu sein, daß dieser Hautersatz auch im klinischen Bereich zur Behandlung ausgedehnter Verbrennungen dritten Grades mit Erfolg verwendet werden kann.

Bei den klinischen Untersuchungen stand vor allem die Frage im Vordergrund, inwieweit durch Inkubation mit Nucleinsäuren die Lebensdauer der Transplantate verlängert werden kann, und zwar hier im System der Xenotransplantation von fetaler Kalbshaut auf Menschen. Bislang war der praktische Nutzen dieser Interimstransplantate allein wegen ihrer zu kurzen Lebensdauer nämlich ungünstig beurteilt worden.

Ein anderer Teil der klinischen Untersuchungen galt der Frage, ob durch Überdeckung autogener Netztransplantate mit diesen vorbehandelten Hautxenotransplantaten eine wesentliche Beschleunigung des gesamten Wundheilverlaufes bei gleichzeitiger Verbesserung der funktionellen und kosmetischen Endresultate entsprechend der „Mesh Graft-Methode" zu erreichen ist.

**a) Die Verwendung der mit Nucleinsäuren vorbehandelten
fetalen Kalbshauttransplantate
zur Interimsdeckung ausgedehnter Verbrennungen**

Der klinische Wert dieses xenogenen Hautersatzes konnte bisher bei der Behandlung von 7 schweren Verbrennungen mit 40 bis 70% der Körperoberfläche bei 25 bis 55% drittgradigen Schäden geprüft werden. Dabei zeigte sich in allen Fällen eine ausgezeichnete Haftfähigkeit der Transplantate mit rasch wirksamer Unterdrückung des Bakterienwachstums und Eindämmung des Eiweiß- und Flüssigkeitsverlustes. Die Patienten waren regelmäßig innerhalb weniger Stunden nach der Transplantation fieberfrei. Dieser Effekt ist bemerkenswert, weil er nach Allotransplantationen keineswegs regelmäßig und so eklatant beobachtet werden kann. Die gute Verträglichkeit dieses Hautersatzes verdient ganz besonders hervorgehoben zu werden. Das Befinden der Patienten war nach der Transplantation trotz der Belastung durch die Nekrosenabtragung sowie durch die Narkose subjektiv und objektiv auffallend gut.

Wichtig ist vor allem die Tatsache, daß die mit Nucleinsäuren inkubierten Transplantate einen mehr als doppelt so langen Wundschutz boten. Die vorbehandelten Transplantate überlebten nach Übertragung auf die von Nekrosen freigelegten Wunden bis unmittelbar auf die Fascie über 21 Tage, während die nicht vorbehandelten fetalen Kalbshauttransplantate nur eine Lebensdauer von 9 Tagen aufwiesen.

Bemerkenswert ist weiterhin die Tatsache, daß der Wundboden durch die fetale Kalbshaut für die nachfolgende Autotransplantation günstiger vorbereitet wurde als durch früher verwendete Interimstransplantate, denn die Anheilungsquote der Autotransplantate lag bei 95%.

Insgesamt ließ sich feststellen, daß die bei schweren Verbrennungen immer vorhandene negative Stoffwechselbilanz sowie die Wundinfektion unter der temporären Wundabdeckung mit diesen fetalen Hautxenotransplantaten wesentlich besser beherrscht werden konnten als mit sonstigen Verfahren. Bei den in dieser Serie behandelten Schwerstverbrannten konnte die Mortalitätswahrscheinlichkeit nach Bull u. Fisher um 20% gesenkt werden.

Zur Demonstration dieser Art der Interimsdeckung ist die Verlaufsserie von Abbildungen über einen Schwerverbrannten mit annähernd 50% drittgradigen Schäden wiedergegeben (Abb. 28—34 u. Tabelle 2). Die Abbildungen zeigen den Zustand vor und nach Abtragen der Nekrosen, die Wundabdeckung mit frischen fetalen Hautxenotransplantaten, den Zustand der Xenotransplantate drei Wochen nach ihrer Übertragung auf die Wundflächen und den Befund sechs Wochen nach der Autotransplantation.

In der nachfolgenden Tabelle 2 sind die klinischen Daten der mit fetalen Kalbshautxenotransplantaten behandelten Patienten unter besonderer Berücksichtigung der Lebensdauer dieser Interimstransplantate übersichtlich dargestellt.

Bei fast allen Patienten wurden Biopsien zu verschiedenen Zeiten nach der Transplantation entnommen und serologische Kontrolluntersuchun-

Tabelle 2. *Klinische Daten zur Xenotransplantation von N.A. vorbehandelter fetaler Kalbshaut auf Schwerstverbrannte*

n	Patient	Alter	Ausmaß der Verbrennung in % Körperoberfläche		Transplantatüberlebenszeit in Tagen		Verlauf	Bemerkungen
			Ausdehnung	Tiefe: 3. Grades	mit N.A.	ohne N.A.		
1	H.H., ♀	28	55	40	>21	9	geheilt	—
2	G.J., ♂	29	70	45	>21	6	geheilt	—
3	G.H., ♂	68	40	28	>21	7	geheilt	—
4	J.S., ♀	62	50	35	11	—	gestorben	Inhalationsverbrennung Bronchopneumonie
5	P.M., ♀	42	65	55	2	—	gestorben	Sepsis Myokardschaden Herzversagen
6	W.W., ♂	9	57	47	14	2	gestorben	Stress-Ulcus massive Magenblutung Coagulopathie
7	P.H., ♂	11	40	25	>14	6	geheilt	—

gen im Hinblick auf die Bildung von Antikörpern durchgeführt. Die Untersuchungsergebnisse werden nachfolgend beschrieben.

Im Folgenden sollen zur Demonstration des klinischen Wertes der Xenotransplantation von fetaler Kalbshaut auf den Menschen, die im Laufe eines Jahres mit dieser Methode behandelten Patienten, unter auszugsweiser Wiedergabe ihrer Krankengeschichten, besprochen werden.

H.H., 28 Jahre alte Frau. — Anamnese: Bei einer Gasexplosion in der Wohnung fingen die Kleider Feuer. Die Erstversorgung wurde in einem auswärtigen Krankenhaus durchgeführt. — Befund bei der Aufnahme am 15. Tag nach dem Verbrennungstrauma: Verbrennungen dritten Grades am Rücken, Gesäß, linke Brust- und Bauchseite, linke Hand, linker Ober- und Unterschenkel fast zirkulär, rechten Ober- und Unterschenkel-Innenseite und rechten Ober- und Unterarm (55% der Körperoberfläche mit 40% drittgradigen Schäden).

Temperatur 39,2 Grad C, Hb 11,5 g-%, Leuko 13 200, Kalium 5,0, Natrium 132, Chlor 106, Bicarbonat 32, Harnstoff 12,5, Gesamteiweiß 5,8, Urinsediment: Leuko zahlreich, Ery vereinzelt frische, granulierte und hyaline Cylinder, Stäbchen und Kokken.

Therapie: Intensive Infusionstherapie wegen eingetretener Exsiccose, wie sie sich auch im Urinstatus zeigt. Lokal: offene Wundbehandlung.

16. Tag: Unauffälliger Urinstatus nach intensiver Flüssigkeitszufuhr. Wundabstrich: Klebsiella-Aerobakter und Pseudomonas pyocyanea.

17. Tag: Operation. Nekroseabtragung und Decken der Wundflächen mit fetaler Kalbshaut. Schlagartiger Temperaturabfall von 39 Grad vor der Operation auf 37 Grad nach der Operation. Auffällige Besserung des Allgemeinzustandes trotz Narkose- und Operationsbelastung.

22. Tag: Die Flüssigkeits- und Eiweißzufuhr konnte nach der Wundabdeckung erheblich gedrosselt werden, die Eiweißzufuhr sogar um mehr als die Hälfte. Bemerkenswert guter Allgemeinzustand in Anbetracht der Ausdehnung des Verbrennungsschadens.

26. Tag: Operation: Die fetale Kalbshaut ist insgesamt dünner geworden und hat sich an einzelnen Stellen aufgelöst. Da kein kontinuierlicher Wundverschluß durch das Deckmaterial mehr gewährleistet ist, wird die noch vorhandene Kalbshaut von der Wundfläche entfernt. Auffällig ist dabei das gute Haftvermögen, so daß beim Abheben feine, punktförmige Blutungen entstehen. Es kommt ein sauberes, feinkörniges Granulationsgewebe zum Vorschein. Die Wundabdeckung erfolgt jetzt mit in Nucleinsäuren inkubierter fetaler Kalbshaut. Teilweise wird die Wundfläche schon mit Eigenhaut gedeckt, wobei von der rechten Ober- und Unterschenkelaußenseite entnommene Spalthauttransplantate auf den rechten Arm übertragen werden. Die Hautentnahme vom gesunden linken Arm läßt die Patientin nicht zu, da sie ihre ganze Lebenshoffnung auf Weiterarbeit in ihrem Beruf als Fotomodell setzt.

32. Tag: Verbandswechsel. Die Spalthauttransplantate sind gut angeheilt. Die fetale Kalbshaut bildet an den übrigen Körperpartien weiterhin eine kontinuierliche Wundabdeckung.

38. Tag: Operation. Erneute Entnahme von Spalthaut vom rechten Bein, jetzt zur Deckung der Wundflächen von Brust- und Bauchregion. Die fetale Kalbshaut wird von den entsprechenden Flächen sorgfältig abgehoben, sie ist noch in ausgezeichnetem Zustand und hinterläßt ein gut vascularisiertes, sauberes Wundbett.

43. Tag: Verbandswechsel. Spalthauttransplantate gut angeheilt. Kalbshaut in gutem Zustand.

48. Tag: Operation. Spalthauttransplantation auf die noch verbliebenen Wundflächen am Rücken und der linken Flanke nach Ablösen der Kalbshaut, die hier 3 Wochen gehalten und einen guten Wundschutz geboten hat. Der Allgemeinzustand ist trotz des Gewichtsverlustes der Patientin erstaunlich gut.

54. Tag: Alle Transplantate sind gut eingeheilt.

62. Tag: Wunden, mit Ausnahme der Spenderzone am Bein, die 4× zur Entnahme dienten, abgeheilt. Weiterhin krankengymnastische Nachbehandlung, tägliche Bäder, Massagen usw.

81. Tag: Patientin hat an Gewicht gut zugenommen, fühlt sich deutlich gestärkt, kann ohne Schwierigkeiten gehen und weist keinerlei Bewegungseinschränkungen auf.

95. Tag: Entlassung in gutem Gesamtzustand, Freie Beweglichkeit aller Gelenke, keine Kontrakturen.

Überlebenszeit der Xenotransplantate ohne Nucleinsäuren-Vorbehandlung 9 Tage und mit Nucleinsäuren-Vorbehandlung 3 Wochen.

G.J., 29 Jahre alter Mann. — Anamnese: Patient riß brennende Gardinen, die durch einen Heizofen in Brand geraten waren, vom Fenster, wobei sein Schlafanzug Feuer fing. — Befund bei der Aufnahme: Verbrennungen zweiten und dritten Grades am Rumpf, Vorder- und Rückseite, rechten Arm, linke Hand, linken Ober- und teils Unterschenkel, beide Füße, Hals- und Schulterpartien (70% der Körperoberfläche, 45% drittgradig).

Hk 74%, Hb 22,9 g-%, Leuko 25000, Kalium 4,6, Natrium 131, Chlor 102, Alk. Reserve 16, Eiweiß 5,3.

Therapie: Flüssigkeitsersatz nach Evans. Lokal: offene Behandlung.

2. Tag: Gute Urinausscheidung, Temperatur 38 Grad.

7. Tag: Temperaturanstieg auf 40 Grad, Leukocytenwert 46 300, Hb 13,8 g-%, Hk 43%. Wundabstrich: massenhaft Pseudomonas pyocyanea und Proteus mirabilis, wenig Klebsiella-Aerobakter, vereinzelt Streptokokken. Blutkultur-Ergebnis steht noch aus. Therapie mit Gentamycin und Carbenicillin.

10. Tag: Anhalten der septischen Temperaturen, Blutkultur negativ. Lunge frei.

11. Tag: Operation. Abtragen der Nekrosen von der Vorderseite des Rumpfes, rechtem Arm und linkem Bein. Wundabdeckung mit Nucleinsäuren inkubierter fetaler Kalbshaut. Schlagartiger Temperaturabfall auf Normalwerte nach der Operation. Gesamtzustand des Patienten nach der Operation trotz Operations- und Narkosebelastung deutlich gebessert.

14. Tag: Verbandswechsel. Transplantate haften an allen Stellen fest an und sind in gutem Zustand. Die Flüssigkeitssubstitution konnte nach der Transplantation drastisch gesenkt werden, die Eiweißzufuhr sogar über 50%.

18. Tag: Verbandswechsel. Bei Einleiten der Narkose mit Lysthenon Herzstillstand. Sofortige extrathoracale Herzmassage, dann Anschließen von Elektroden an das EKG-Gerät. Pulsschläge kommen bei der Herzmassage gut durch, EKG zeigt bei Aussetzen der Massage Null-Linie. Intrakardiale Injektion von Suprarenin und Calcium, intravenöse Zufuhr von Natriumbicarbonat etc. Erst 10 Minuten nach extrathoracaler Herzmassage und Beatmung kommt die Herzaktion wieder in Gang, Blutdruck und zentraler Venendruck sind bald darauf normal. Bei dem anschließend durchgeführten Verbandswechsel zeigt sich, daß die Kalbshauttransplantate noch völlig intakt sind.

20. Tag: Operation. Abtragen der noch verbliebenen Nekrosen am Rücken und Abdecken der Wundflächen mit fetaler Kalbshaut. Entnahme von Spalthaut vom rechten Bein zur Transplantation des rechten Armes und teilweise des linken Beines.

26. Tag: Verbandswechsel. Alle Transplantate sind gut angeheilt. Die fetale Kalbshaut bildet noch eine kontinuierliche Wundabdeckung.

30. Tag: Verbandswechsel. Entfernen der fetalen Kalbshaut von der Brustregion, da hier kein ausreichender Wundschutz mehr gewährleistet ist. In der Bauchregion dagegen findet sich noch eine kontinuierliche Schicht der mit Nucleinsäuren inkubierten fetalen Kalbshaut — jetzt 19 Tage nach der Transplantation — (Abb. 37), wobei ein sauberes Granulationsgewebe unter diesem durchsichtigen Hautersatzmaterial sichtbar ist. Die Wundflächen am Thorax werden mit frischen Transplantaten gedeckt.

35. Tag: Operation. Ablösen der fetalen Kalbshaut, die jetzt keinen kontinuierlichen Wundverschluß mehr bietet und schon teilweise stärkere Auflösungserscheinungen aufweist (Abb. 38). Es zeigt sich ein sauberes, gesundes Granulationsgewebe, das für die jetzt geplante Autotransplantation ein hervorragend geeignetes Wundbett bietet.

42. Tag: Verbandswechsel. Die Spalthauttransplantate sind auf der gesamten Wundfläche geheilt. Der Gesamtzustand des Patienten ist trotz der inzwischen eingetretenen Gewichtsabnahme auffallend gut. Bemerkenswert ist die Tatsache, daß alle Gelenke frei beweglich sind und sich keine überschießenden Narben oder Kontrakturen gebildet haben. Krankengymnastische Nachbehandlung jetzt mit Unterwassermassagen etc.

59. Tag: Entlassung des Patienten in guten Allgemeinzustand in ambulante krankengymnastische Weiterbehandlung.

Die Lebensdauer der mit Nucleinsäuren inkubierten fetalen Hautxenotransplantate betrug in diesem Fall mehr als 3 Wochen.

J.S., 62 Jahre alte Frau. — Anamnese: In einer Wachszieherei Kessel und Boden in Brand geraten, Patientin verbrennt sich beim Gehen durch die Flammen.
Vorgeschichte: Radiumbestrahlung wegen gynäkologischer Erkrankung vor 9 Jahren. Seit Jahren starkes Bronchialasthma. — Befund bei der Aufnahme: Schwarzverkohlte Haut an beiden Beinen, am Gesäß und Rücken, rauchgeschwärztes Gesicht mit Verbrennungen der unteren Gesichtshälfte (50% der Körperoberfläche, 35% drittgradig). Hb 15,3 g-%, Hk 48%, Leuko 17900, Kalium 4,4, Natrium 135, Chlor 103, Alk. Reserve 22, Ges. Eiweiß 5,8, Harnstoff 26, Kreatinin 1,48, Urinstatus: Frische Ery, hyaline Cylinder.
Therapie: Flüssigkeitsersatz nach Evans, offene Wundbehandlung.

4. Tag: Flüssigkeitshaushalt konnte stabilisiert werden.

10. Tag: Operation. Abtragen der bis auf die Muskelfascie reichenden Nekrosen und Decken der gesamten Wundflächen mit fetaler, in Nucleinsäuren inkubierter Kalbshaut.

12. Tag: Temperaturanstieg auf 39 Grad. Zunehmende Atembeschwerden. Auftreten einer Bronchopneumonie.

14. Tag: Zunahme der Rasselgeräusche über beiden Lungen. Verstärkte Atembeschwerden. Tracheotomie, Respirator wird angeschlossen. Beim Verbandswechsel zeigt sich, daß die Transplantate in der gesamten Ausdehnung fest haften und intakt sind.

21. Tag: Zunahme der Bronchopneumonie. Tod unter den Zeichen des Herz- und Kreislaufversagens.

In diesem Fall hielten sich die fetalen Xenotransplantate 11 Tage.

B.M., 42 Jahre alte Frau. — Anamnese: Bei Benzinexplosion in geschlossenem Raum fingen die Kleider Feuer. — Aus der Vorgeschichte ist ein schwerer Myokardschaden bekannt. — Befund bei der Aufnahme: Verbrennungen beider Arme und beider Beine, oberer Hälfte des Rückens, Hals und Gesicht (65% der Körperoberfläche, 55% drittgradig). Hb 18,8 g-%, Hk 62%, Leuko 24400. Im Urin starke Eiweißausscheidung. Harnstoff und Kreatinin normal, Serum-Elektrolyte zeigen leichte Hypokaliämie und Acidose.
Therapie: Flüssigkeitsbehandlung nach der Formel von Evans, lokale Therapie mit Sulfamylon-Acetat-Creme (Napaltan).

2. Tag: Das zunächst bestehende anhaltende Erbrechen konnte nach Legen einer Magensonde behoben werden. Die Flüssigkeitsbilanz war bei der stark übergewichtigen Patientin nach 9000 ml Zufuhr 2120 ml Ausfuhr. Das spezifische Gewicht konnte von anfänglich 1 055 auf 1 022 gesenkt werden. Die antibiotische Therapie wurde mit 40 Millionen Einheiten Penicillin durchgeführt.

6. Tag: Temperatur 39 Grad, Leuko 21 000, durch die Blutkultur wurde eine Sepsis mit E. coli nachgwiesen. Wundabstriche ergeben eine Kontamination mit Proteus mirabilis und Klebsiellen.

Therapie mit Gentamycin und Cephalotin.

7. Tag: Trotz gezielter antibiotischer Therapie anhaltend hohes Fieber und zunehmende Verschlechterung des Allgemeinzustandes.

8. Tag: Abtragen der bereits am ganzen Körper demarkierten Nekrosen. Deckung der Wundflächen mit fetaler Kalbshaut.

9. Tag: Auch nach Beseitigung des Infektionsherdes im Bereich der ausgedehnten Wundflächen anhaltend hohes Fieber. Jetzt Hinzutreten einer Bronchopneumonie. Die Blutkultur bestätigt das Fortbestehen einer Sepsis mit E. coli.

10. Tag: Toxisches Nierenversagen. Anstieg des zentralen Venendrucks bei Abfallen des Blutdrucks. Tod unter dem Zeichen des Herzversagens.

Die Xenotransplantate hafteten auf der gesamten Wundfläche fest an und waren in ihrem gesamten Ausmaß intakt.

G.H., 68 Jahre alter Mann. — Anamnese: Heizofen setzte Zimmer in Brand, Kleidung fing Feuer. Erstversorgung in auswärtigem Krankenhaus. — Befund bei der Aufnahme 2 Wochen nach dem Unfall: trockene Verbrennungsnekrosen an der rechten Thorax-, Bauch-, Gesäß- und Oberschenkelregion sowie an den Armen (40% der Körperoberfläche, davon 28% drittgradig).

Therapie: Eiweißsubstitution. Lokal offene Wundbehandlung.

15. Tag: Abtragen der Verbrennungsnekrosen und Wundabdeckung mit fetaler Kalbshaut. Übertragung von Spalthaut vom linken Bein auf den rechten Arm.

22. Tag: Verbandswechsel und Transplantation. Die Autotransplantate am Arm sind nur zu 50% angewachsen. Die noch offenen Stellen werden mit Netztransplantaten gedeckt. Weitere Übertragung von Spalthaut vom linken Bein auf das rechte Bein. Da die ohne Nucleinsäuren-Vorbehandlung verwendete fetale Kalbshaut keinen kontinuierlichen Wundverschluß mehr bildet und kleine offene Stellen über schlechternährtem Wundboden aufweist, wird diese entfernt. Wundabdeckung jetzt mit inkubierter Kalbshaut.

27. Tag: Operation. Übertragung von Autotransplantaten von den Beinen auf die Thoraxregion nach Ablösen der fetalen Kalbshaut aus dieser Region. Die Xenotransplantate haben ein gefäßreiches, sauberes Granulationsgewebe hinterlassen. An der übrigen Körperregion sind die Xenotransplantate noch völlig intakt.

31. Tag: Verbandswechsel. Autotransplantate über 90% angewachsen. Xenotransplantate an Bauch- und Flankenregion intakt.

43. Tag: Operation. Ablösen der noch fest haftenden fetalen Kalbshaut, die ein sauberes Wundbett für die Autotransplantation hinterläßt.

49. Tag: Alle Transplantate angewachsen.

58. Tag: Alle Wunden, einschließlich der Entnahmestellen verheilt. Nur noch Nachbehandlung.

64. Tag: Entlassung in zufriedenstellendem Allgemeinzustand und völlig freibeweglichen Gelenken.

W.W., 9jähriger Junge. — Anamnese: Beim Spielen an einer Abfallhalde in glühende Aluminiumschlacke eingesunken, dabei beide Beine, Gesäß, Hüften und Unterbauch sowie beide Arme und Hände tief verbrannt (57% der Körperoberfläche mit 47% drittgradigen Schäden). Schockbehandlung und Versorgung während der ersten fünf Tage in auswärtigem Krankenhaus, wo täglich Cortison verabreicht wurde. Befund bei der Aufnahme in unsere Klinik am 6. Tag nach dem Trauma: Sehr schlechter Allgemeinzustand, Somnolenz, Fieber 38 Grad, Puls 140/min, Laborwerte: Hb 12,9 g-%, Hk 40%, Leuko 9500, Kalium 6,5, Natrium 131, Calcium 4,0, Chlor 96, Alk. Reserve 16, Harnstoff 30, Kreatinin 1,4, Gesamt-Eiweiß 3,9 g, Urin-Sediment: zahlreiche Leuko und vereinzelte Ery.

9. Tag: Noch sehr schlechter Allgemeinzustand. Fieber trotz gezielter antibiotischer Therapie mit Gentamycin und Carbenicillin zwischen 38 und 39 Grad. Der Flüssigkeitshaushalt konnte stabilisiert werden, Urinausscheidung ist gut.

10. Tag: Operation. Abtragen der Nekrosen, die an den Beinen bis an die Fascien reichen. Abdecken der Wundflächen mit Xenotransplantaten. Sofort nach der Operation schwere Magenblutung, die zur Laparotomie zwingt, nachdem konservative Maßnahmen versagen. Umstechung eines pylorusnahen Ulcus und Vagotomie.

14. Tag: Gesamtzustand zufriedenstellend. Wundabstriche ergaben Kontamination mit Proteus mirabilis, Pseudomonas pyocyanea und Staphylococcus aureaus.

17. Tag: Wundruptur. Erneuter Verschluß der Bauchdecken, wobei sich eine Peritonitis zeigt.

19. Tag: Wundabstrich. Dieser zeigt dieselbe Kontamination wie auf der Verbrennungswunde, zudem E. coli. Therapie mit Gentamycin und Cephalotin — Cephalotin entsprechend der Resistenzbestimmung.

24. Tag: Verbandswechsel. Die Xenotransplantate sind zum Teil eingetrocknet, die Wundflächen sind sauber. Erneute Wundabdeckung mit Xenotransplantaten, da der Allgemeinzustand keine Autotransplantation zuläßt.

25. Tag: Auftreten einer Bronchopneumonie. Nachweis einer Sepsis mit E. coli.

26. Tag: Tod des Kindes an Herz- und Kreislaufversagen durch Verbrauchscoagulapathie nach Peritonitis, Bronchopneumonie und Sepsis.

Bei diesem Patienten hielten die mit Nucleinsäuren vorbehandelten Xenotransplantate 14 Tage, trockneten wohl infolge der schlechten Durchblutungsverhältnisse auf der durch Verbrennung mitbetroffenen Fascie frühzeitig ein.

P.H., 11jähriger Junge. — Anamnese: Sturz in ein mit heißem Wasser und Salzsäurelösung gefülltes Bassin. — Erstversorgung in auswärtigem Krankenhaus. Haut vom gesamten Rücken — von beiden Schulterhöhen bis zum Kreuzbein —, von beiden Oberarmen zirkulär und den Beugeseiten der Unterarme sowie von den Beinen fleckförmige Areale tiefgradig verbrannt und zum großen Teil von der Unterfläche abgelöst (40% der Körperoberfläche, 25% drittgradig). — Befund bei der Aufnahme: Temperatur 36,1 Grad, Hb 20,53 g-%, Hk 60%, Leuko 29500, Ges.-Eiweiß 4,6 g, Natrium 132, Kalium 3,6, Calcium 3,9, Chlor 110, Alk. Reserve 18, Harnstoff 20, Kreatinin 2,0, Urinstatus: frische Ery, hyaline Cylinder.

Therapie: Fortsetzung der außerhalb eingeleiteten intensiven Flüssigkeitszufuhr. Lokal: Sulfamylon-Acetat-Creme.

5. Tag: Nekrosenabtragung und Deckung der Wundflächen mit fetaler Kalbshaut. Post op. schlagartiger Temperaturabfall von 39,5 Grad auf 36,5 Grad.

11. Tag: Ablösen der fetalen Kalbshaut, die insgesamt gut haftet, an einzelnen Stellen aber keinen kontinuierlichen Wundschluß mehr bietet. Jetzt Wundabdeckung mit Nucleinsäuren vorbehandelter fetaler Kalbshaut. Autotransplantation von den Beinen auf die Arme.

16. Tag: Gesamtzustand zufriedenstellend. Verbandswechsel an den Armen, alle Autotransplantate angewachsen.

25. Tag: Operation. Xenotransplantate noch völlig intakt, keine Infektion. Autotransplantation mit Netztransplantaten und Überdeckung mit Xenotransplantaten.

32. Tag: Alle Wunden bis auf einzelne granulierende Stellen verheilt. Stetige Besserung des Allgemeinbefindens.

38. Tag: Plötzlicher Fieberanstieg auf über 40 Grad, nachdem alle Wunden praktisch abgeheilt sind. Ansetzen einer Blutkultur. Einsetzen einer vorläufigen antibiotischen Behandlung mit Gentamycin wegen Verdacht auf Klebsiellensepsis.

39. Tag: Temperatur auf 38 Grad abgesunken, Blutkultur ergibt Nachweis von Klebsiellen.

41. Tag: Normale Temperatur. Allgemeinzustand gebessert. Blutkultur jetzt negativ.

62. Tag: Entlassung in gutem Gesamtzustand.

Bei diesem Patienten blieben die nichtvorbehandelten Xenotransplantate 6 Tage haften und die inkubierten Transplantate 14 Tage.

1. Histologische Befunde

Von fünf Patienten mit leichten und sehr schweren Verbrennungen wurden fetale Kalbshauttransplantate mit Wundbettanteilen zu verschiedenen Zeitpunkten nach der Transplantation histologisch untersucht. Der längste Beobachtungszeitraum betrug 18 Tage. Die histologische Beurteilung wurde erschwert durch die beim Fixationsprozeß in mehreren Fällen eingetretene Ablösung des Transplantates vom Wundbett. Generell ließen sich bei den Transplantationen im System von fetaler Kalbshaut auf Menschen gleichartige Veränderungen wie im System fetaler Kalbshaut auf Kaninchen feststellen. Der Zeitraum bis zum Eintreten nekrotischer Veränderungen im Transplantat sowie die Zeit bis zur vollen Ausbildung von Granulationsgewebe erschien jedoch im ersten System deutlich verlängert. Auffallend war in einigen Fällen die langfristige Erhaltung epidermaler Strukturen (Abb. 18). So war bei Biopsien von Patienten mit schwersten Verbrennungen noch nach sieben Tagen nach der Transplantation die Basalmembran als scharfes, subepidermales Band gut erkennbar. Verglichen mit den Verhältnissen im System fetaler Kalbshaut auf Kaninchen war bei Transplantationen bei Patienten auffällig, daß die Grenze zwischen Transplantat und Wundbett in einigen Präparaten nicht sicher zu ziehen war, daß vielmehr das Granulationsgewebe das Transplantat im Grenzbereich zu durchsetzen schien. Ein Einwachsen von Capillarsprossen wurde jedoch niemals beobachtet. Bei den in einigen Präparaten sichtbaren Gefäßanschnitten im Transplantat handelte es sich um präexistente Gefäße. Bemerkenswert ist die Tatsache, daß zu allen Zeitpunkten nur eine schwache leukocytäre oder rundzellige Infiltration zu beobachten war, also eine auffallend schwache Entzündungs- und Abwehrreaktion erfolgte.

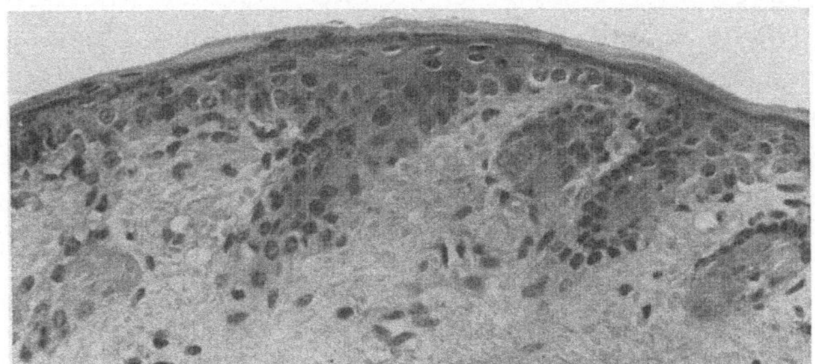

Abb. 18. Xenotransplantat 9 Tage nach Transplantation: Transplantat einschließlich der Epidermis noch gut erhalten. Im Empfängerbett nur wenige polymorphkernige Leukocyten und Lymphocyten. Hämatoxylin-Eosin. Mikr. Vergr. 100fach

2. Serologische Befunde

Serologische Verlaufskontrollen nach fetaler Hautxenotransplantation bei fünf Patienten ergaben keinen Antikörpernachweis. Die Werte bei der Komplementbindungsreaktion lagen bei 1:4 bis 1:16. Der Gel-Doppeldiffusionstest nach Ouchterlony war negativ, ebenso der lymphocytotoxische Test.

Erwähnenswert ist in diesem Zusammenhang, daß ausgereifte Hautxenotransplantate die Bildung von humoralen Antikörpern in sehr deutlichem Maße verursachen, so daß ihr Nachweis durch den lymphocytotoxischen Test im allgemeinen keine Schwierigkeit bietet. So konnten Law u. Mitarb. nach temporärer Applikation von Schweinehautxenotransplantaten bei 33 von 43 Patienten innerhalb von 10 Tagen einen deutlichen Anstieg cytotoxischer Antikörper gegen Spenderlymphocyten nachweisen. Wenn die Xenotransplantationen in zwei getrennten Zeitabschnitten durchgeführt wurden, so kam es erneut zur Bildung von Antikörpern, deren Titer schneller anstieg und höhere Werte erreichte als nach der ersten Transplantation. Während die Antikörper nach der letzten Transplantation meist nach etwa drei Wochen wieder auf normale Werte abgesunken waren, blieben die Titer in manchen Fällen jedoch zwei bis acht Monate lang deutlich erhöht.

Die Resultate unserer serologischen Untersuchungen sind weitere Beweise, um die Ansicht zu vertreten, daß fetale Kalbshaut eine nur schwache Immunogenität besitzt.

**b) Die Hautsubstitution drittgradig verbrannter Flächen
durch Kombination von autogenen Netztransplantaten
mit fetalen Hautxenotransplantaten**

Das Hauptziel jeder Verbrennungstherapie besteht in der möglichst frühzeitigen Substitution der ausgedehnten Defekte mit Eigenhaut. Mit zahlreichen Verfahren wurde deshalb versucht, durch eine bessere Nutzung
der spärlichen Spenderzonen eine maximale Deckung zu erzielen. Diesen
Verfahren liegt allen dasselbe Prinzip zugrunde: Von Inseln oder untereinander verbundenen Streifen autotransplantierter Spalthaut soll die
Auswanderung des Epithels in die Umgebung erfolgen und durch diese
Ausbreitung schließlich ein kontinuierlicher Hautüberzug entstehen.

Die am besten entwickelte Methode dieser Art stellt die erstmals 1964
von Tanner u. Vandeput angegebene netzartige Auswalzung von Spalthaut dar. Bei dieser Technik wird mit dem Standard-Mesh-Dermatom die
ursprüngliche Transplantatfläche im Verhältnis 1:3 vergrößert. Mit
einem in neuester Zeit entwickelten „Mesh-Skin-Graft-Expander" läßt
sich auch eine Vergrößerung bis zum Verhältnis 1:12 erzielen.

Das technische Problem, ein Maximum an Epithelisierungsansätzen zu
winnen, wäre dadurch gelöst. Dennoch hat sich diese Methode klinisch
nicht allgemein durchsetzen können, weil der Wert dieses Verfahrens
durch wichtige Faktoren, die den Wundheilverlauf stören können, beeinträchtigt wird. Die unzureichende Abschirmung der freigelegten,
schutzbedürftigen Wunde gegenüber einer bakteriellen Kontamination
bildet dabei einen entscheidend wichtigen, kritischen Faktor, zumal die
Infektion oft erst nach der Transplantation beginnt, wie Kohn und
andere Autoren dargelegt haben. Da zu diesem Zeitpunkt noch sehr
große Teile der Wundfläche zwischen den Hautleisten des Netzwerkes
freiliegen und somit die Infektionspforten im Gegensatz zu einem geschlossenen Transplantat nicht gedeckt sind, muß hier mit einem größeren
Risiko als bei der kontinuierlichen Abdichtung mit Interimstransplantaten gerechnet werden. Das Problem der Wundinfektion wird noch
weniger berücksichtigt, wenn bereits verunreinigte, granulierende Wundflächen mit Netztransplantaten gedeckt werden. Wenngleich kein Zweifel
darüber bestehen kann, daß Netztransplantate dank ihrer günstigen
Drainagebedingungen für Wundsekret und Exsudat auf infizierten
Wunden anheilen können, wo der Versuch einer Autotransplantation mit
Spalthaut scheitern würde, ist diese Wundabdeckung dennoch nicht befriedigend. Der Vorteil der Verwendung von Netztransplantaten wird
nämlich hier mit dem schwerwiegenden Nachteil erkauft, daß es kaum
möglich ist, eine Wundinfektion und Eiweißverluste zu verhindern, wie
das mit geeignetem temporären Hautersatzmaterial geschehen kann. Der
Wert der Interimsdeckung besteht ja gerade darin, daß es unter solchen

Transplantaten zu einem rapiden Absinken der Bakterienflora und zu einer raschen Verminderung der Eiweiß- und Flüssigkeitsverluste kommt. Da sich dieser wichtige Effekt mit Netztransplantaten nicht erzielen läßt, konnten Netztransplantationen die Verwendung von temporärem Hautersatzmaterial bislang nicht verdrängen.

Ein wesentlicher Nachteil der bisherigen Behandlungsmethode muß auch darin gesehen werden, daß das Anheilen der Netztransplantate nicht zuverlässig gewährleistet ist. Um die Transplantate vor Austrocknung zu schützen und ein günstiges Medium für das sich sekundär ausbreitende Epithel zu schaffen, wird, wie es die Originalmethode von Tanner u. Vandeput sowie die Empfehlung von MacMillan vorsieht, die Abdeckung mit feuchten Verbänden durchgeführt. Dabei stellt sich jedoch nicht selten eine Lysis ein. In anderen Fällen sind die Transplantate durch Infektion bedroht. Insbesondere ist das neugebildete, noch empfindliche Epithel durch Sekundärinfektion gefährdet. Weiterhin lassen sich Gewebswucherungen an den ungedeckten Stellen zwischen den Epithelleisten nicht verhindern, so daß meist ein pflastersteinartiges Relief der entstandenen Hautdecke definitiv bestehen bleibt. Ferner muß auch mit überschießenden Granulationen an den Übergängen zwischen den einzelnen Netztransplantaten gerechnet werden, wenn diese nicht genau aneinander grenzen, so daß später hypertrophe Narben und funktionelle Störungen entstehen können.

Um diese Nachteile zu beseitigen, prüften wir den Effekt der Überdeckung von Netztransplantaten mit fetalen Hautxenotransplantaten.

Frühere klinische Beobachtungen über die Verwendung von fetaler Kalbshaut zur Interimsdeckung ausgedehnter Verbrennungen und vorausgegangene experimentelle Untersuchungen hatten bemerkenswerte Materialeigenschaften dieses Deckmaterials erkennen lassen, die eine erfolgversprechende Therapie durch eine derartige Kombination erwarten ließen.

Die gute Gewebsverträglichkeit fetaler Kalbshaut ist seit den Arbeiten von Silvetti u. Mitarb. bekannt. Rogers u. Converse haben ihre geringe Immunigenität bestätigt und die entzündungshemmende Wirkung, die stimulierende Wirkung auf die Bindegewebsproliferation und die Beschleunigung der Epithelisierung als charakteristische Eigenschaften beschrieben. Blocker hat auf den sterilisierenden Effekt als besonderes wichtiges Merkmal hingewiesen. Sokolic u. Mitarb. haben das außerordentliche Haftvermögen als wesentliches und typisches Merkmal genannt. Bedeutsam ist ferner, daß die Transplantate sich auf Grund ihrer besonders flexiblen Struktur anatomischen Unebenheiten leicht anschmiegen können und eine rasche Adhäsion mit dem Wundbett bewirken. Nach Auffassung von Kalina u. Mitarb., Dobrkovsky und anderen Autoren kommt es bei der Abdeckung der Wundflächen entscheidend darauf an, daß die fetale Haut auf Grund ihres guten Wasseraufnahmevermögens eine intensive Absorption von Wundsekret und Exsudat bewirkt, wobei der zentrifugale Saftstrom imstande sein soll, die Resorption von toxischen Eiweißabbauprodukten auf ein Minimum zu reduzieren. Die starke, fermentative Einwirkung führt nach Dobrkovsky zu einer intensiven Wundreinigung. Das rasche Nachlassen der Sekretion kann dabei als Zeichen des frühen Einsetzens reparativer Kräfte gewertet werden. Nach Ansicht von Klen wird der Entzündungsprozeß rasch eingedämmt. Danach liegt die fetale Kalbshaut der Wunde aber nicht lediglich passiv auf, sondern sie stimuliert geradezu die körpereigenen regenerativen Kräfte. Sie dient gewissermaßen als Lotse für die Hautregeneration unter gleichzeitiger Lieferung von Aufbaustoffen.

Nach dem Vorhergesagten drängt sich unmittelbar die Frage auf, ob dieses Deckmaterial in Kombination mit Netztransplantaten klinische Verwendung finden kann. Zur Absicherung der klinischen Anwendung waren zunächst, wie bereits oben beschrieben, eingehende tierexperimentelle Untersuchungen durchgeführt worden. Die im Tierexperiment erzielten günstigen Resultate ermutigten zur klinischen Anwendung dieser Technik.

Klinische Befunde

Nach dieser neuen Methode der plastischen Deckung durch Kombination von Auto- und Xenotransplantaten wurden bisher 16 Patienten mit großflächigen Hautdefekten nach ausgedehnten, drittgradigen Verbrennungen und Hautablederungen behandelt. Dabei bestätigten sich im Prinzip die im Tierversuch gewonnenen Untersuchungsergebnisse. Der Heilverlauf konnte deutlich beschleunigt werden. Die Zwischenräume des Netzwerkes, die der spontanen Epithelisierung überlassen blieben, waren bei den Patienten jedoch noch früher geschlossen als im Tierexperiment, denn in 11 von 16 Fällen waren die Maschen des Gitterwerkes, die der spontanen Epithelisierung überlassen blieben, bereits nach fünf bis sechs Tagen lückenlos überhäutet. Die Oberfläche der entstandenen Hautdecke erschien immer glatt. Überschießende Bindegewebsproliferationen traten in den Maschen des Gitterwerkes nicht mehr auf. Auch an den Übergangsstellen der einzelnen Netztransplantate wurden keine Gewebswucherungen mehr beobachtet. Auffallend war das gute Haftvermögen der fetalen Xenotransplantate, die — trotz der Unebenheiten des Empfängerbettes durch die Netztransplantate — festen Kontakt mit der Unterlage fanden. Wie zu erwarten, ergaben sich je nach dem Zustand des Empfängerbettes graduelle Unterschiede in der Adhäsion der fetalen Kalbshaut mit dem Wundbett. Bei sauberen, von Nekrosen freigelegten Wunden hafteten die Transplantate innerhalb weniger Stunden fest an und blieben mit dem Empfängerbett fest verbunden, bis sich ein lückenloser Hautüberzug gebildet hatte. Damit boten sie einen sicheren Schutz vor Infektionen.

Selbst dann, wenn die von Nekrosen freigelegten Wunden infiziert waren oder die kombinierte Auto- und Xenotransplantation bei granulierenden, verunreinigten Wunden vorgenommen wurde, zeigten die Transplantate ein ausgezeichnetes Haftvermögen. Bemerkenswert ist, daß bei unveränderter antibiotischer Allgemeintherapie innerhalb kurzer Zeit die Bakterienflora (Pseudomonas pyocyanea, E. coli, E. Freundii und Proteus mirabilis) unter diesem Deckmaterial geschwunden war, wie bakteriologische Kontrolluntersuchungen bewiesen haben. Als deutlicher Hinweis auf die klinische Wirksamkeit dieser Behandlungsmethode muß auch die regelmäßige Entfieberung der Kranken innerhalb weniger Stunden nach der Transplantation gelten. Die Patienten befanden sich trotz der Belastung durch die Nekrektomie und Narkose sowie der zusätzlichen Traumatisierung durch die Hautentnahme in erstaunlich gutem Zustand. Eine solch drastische Änderung des Allgemeinzustandes konnte bei allen anderen Therapieformen, etwa bei der Nekrektomie und nachfolgenden Allotransplantation, bisher nicht beobachtet werden. Sie muß daher als spezifischer Effekt der mit Nucleinsäuren behandelten fetalen Hautxenotransplantate gewertet werden. Die allgemeine Besserung des Befindens, die normalerweise erst nach vollständigem permanentem Wundverschluß eintritt, setzte hier ganz offensichtlich mehrere Tage früher ein. Alle Verbandswechsel nach der kombinierten Auto- und Xenotransplantation verursachen den Kranken keine Schmerzen, so daß ihnen weitere Narkosebelastungen ersprat werden können, und das bedeutet einen spürbaren Vorteil für die Verbrennungspatienten. Die fetale Kalbshaut trocknete allmählich ein und ließ sich dann nach vollständiger Epithelisierung der Wundfläche wie eine Folie abziehen.

Ungünstiger lagen die Verhältnisse bei massiver bakterieller Kontamination und außerordentlich starker Sekretion der Wundflächen. Unter solchen Bedingungen ließ sich das Problem der Wundinfektion nicht durch einmalige Abdeckung mit Xenotransplantaten bewältigen. Obwohl die Zahl der Fälle in dieser Gruppe mit vier schweren Wundinfektionen gering war, ergaben sich doch wertvolle Aufschlüsse über den Heilverlauf. Die Wundabdeckung bewirkte eine beachtliche Verminderung der Keimbesiedlung, wie die bakteriologischen Kontrolluntersuchungen ergaben. Durch den stark wundreinigenden Effekt und die Bildung von gesundem Granulationsgewebe war das Anheilen der Netztransplantate sichergestellt. Infolge der heftigen Infektion kam es erwartungsgemäß zur partiellen Proteolyse der fetalen Kalbshaut, so daß dieses Deckmaterial am 2. oder 3. Tag nach der Transplantation mehr oder weniger große Lücken aufwies. Die Netztransplantate waren zu diesem Zeitpunkt bereits angeheilt. Zum Zweck der weiteren Wundreinigung wurden die Defekte erneut mit fetalen Xenotransplantaten gedeckt. Auf diese Weise gelang es, die Infektion unter Kontrolle zu bekommen und somit das neu ausgewachsene Epithel vor bakterieller Proteolyse zu schützen. Der Grundsatz, daß eine Wundinfektion am besten durch Abdeckung mit Haut beseitigt werden kann, hat sich in allen Fällen bestätigt. Die vollständige Wundabdeckung durch autogene Netztransplantate, kombiniert mit fetalen Hautxenotransplantaten, erwies sich als die wirksamste Therapie.

Das operative Vorgehen und der Wundheilverlauf bei der kombinierten Abdeckung mit Auto- und Xenotransplantaten wird an Hand von Beispielen gezeigt.

Bei dem Patienten M. K., 37 Jahre alt, der durch eine Gasexplosion eine Verbrennung von über 60% der Körperoberfläche erlitten hatte, erfolgte zwölf Tage nach dem Verbrennungstrauma die Abtragung der Nekrosen und unmittelbar danach die kombinierte Auto- und Xenotransplantation. Zur Demonstration des Wundheilverlaufs sind hier die Rumpf-, Hals- und Armregion in Farbfotoserien dargestellt (Abb. 35—38).

Das Deckmaterial schützte die Hautnetze vor Infektion und Austrocknung und bewirkte ein festes Anhaften, bis es von dem sich gleichmäßig ausbreitenden Epithel vollständig unterwandert war. Bei der Inspektion am 2. postoperativen Tag waren die fetalen Kalbshauttransplantate weich und elastisch, sie zeigten eine hellgelbe Farbe, hafteten in der ganzen Ausdehnung fest an der Unterlage, und an keiner Stelle waren Serombildungen oder Zeichen einer Wundinfektion erkennbar (Abb. 39). Um das Wundbett selbst zu inspizieren, wurde ein Teil dieses Deckmaterials entfernt. Die darunterliegenden Hautleisten des Netzwerkes gaben mit ihrer durchgehenden rosa Färbung zu erkennen, daß sie bereits vascularisiert waren. In den Zwischenräumen war ein flaches, feinkörniges, intensiv rotgefärbtes Granulationsgewebe zu sehen. Daraus konnte gefolgert werden, daß die Bildung von gesundem Granulationsgewebe sehr früh eingesetzt hat und auch die Vascularisation der autogenen Netztransplantate frühzeitig erfolgt ist. Bei der Inspektion nach fünf Tagen ließ sich bereits ein kontinuierlicher Hautüberzug feststellen (Abb. 40). Die Zwischenräume des Netzwerkes waren durch Granulationsgewebe in der Weise durchsetzt, daß sie in demselben Niveau lagen wie die angrenzenden Hautleisten. Auch im weiteren Heilverfahren blieb die Oberfläche glatt (Abb. 41), die Textur des ursprünglichen Netztransplantates war lediglich durch Unterschiede in der Pigmentierung ersichtlich (Abb. 42). Diese Unregelmäßigkeiten waren jedoch nach mehreren Wochen kaum mehr zu erkennen, weil vom Rande der Transplantate her eine zunehmende Pigmentierung erfolgte. Somit konnte ein kosmetisch befriedigendes Resultat erzielt werden.

Da es weder an den angrenzenden Stellen zwischen den Netztransplantaten noch an den Übergängen zur gesunden Haut zu hypertrophischen Narben oder Schrumpfungen gekommen war, die Haut sich vielmehr überall als elastisch und strapazierfähig erwies, war das Endresultat auch in funktioneller Hinsicht als gut zu bezeichnen.

Ein anderes Beispiel soll zeigen, daß diese Technik auch an Fußsohlen angewandt werden kann — in einer Körperregion also, wo die Verwendung von Netztransplantaten bisher nicht in Betracht gezogen werden konnte.

Die kombinierte Auto- und Xenotransplantation wurde hier bei dem 42jährigen Patienten W. G. 16 Tage nach einer schweren Teerverbrennung, die insgesamt 42% der Körperoberfläche betroffen hatte, durchgeführt. Die Verlaufsserie zeigt zunächst den Zustand unmittelbar vor Abtragen der Nekrosen (Abb. 43), wobei die Oberfläche noch mit Sulfamylonacetat-Creme bedeckt ist. Die weiteren Abbildungen (Abb. 45—52) bieten den Zustand unmittelbar nach Abtragen der Nekrose dar, die auf die Wundflächen übertragenen und mit Gewebekleber fixierten autogenen Netztransplantate, die Überdeckung der den Wundgebieten aufgelegten Netztransplantate mit fetaler Kalbshaut und die abgeheilten Verbrennungswunden zwölf Tage nach der Transplantation.

Auch hier ließ sich aufzeigen, daß die Epithelisierung der Wundflächen nach Überdeckung der Netztransplantate mit fetalen Hautxenotransplantaten beschleunigt vor sich geht und ein funktionell besseres Resultat als nach dem konventionellen Verfahren zu erzielen ist.

Eine sehr wichtige Frage ist in diesem Zusammenhang, wann die Nekrose-entfernung und kombinierte Wunddeckung mit Auto- und Xenotransplantaten durchgeführt werden soll. Es hat sich bewährt, die Ausschneidung erst nach einer gewissen Demarkation der Nekrosenschicht, nach etwa acht bis zwölf Tagen vorzunehmen. Eine Opferung gesunder Hautanteile wird so vermieden und die operative Belastung kann dem Patienten zu diesem Zeitpunkt ohne außerordentliche Gefährdung zugemutet werden. Die Entfernung des nekrotischen Gewebes soll möglichst exakt und vollständig erfolgen, da zurückbleibende Reste die Anheilungsvorgänge der Transplantate erschweren oder verzögern. Durch den intensiven wundreinigenden Effekt der fetalen Kalbshaut, sowie ihre stimulierende Wirkung auf die Wundheilung werden jedoch die Anheilungschancen der Netztransplantate äußerst günstig beeinflußt, so daß die sonst übliche Zurückhaltung bei Autotransplantationen auf kleinere stehengebliebene Areale zugrundegegangenen Gewebes nicht' geboten ist. Bei der Frühausschneidung am 5. Tag nach dem Verbrennungstrauma empfiehlt sich jedoch im Gegensatz zur verzögerten Nekrosenabtragung zunächst eine vorläufige Wunddeckung mit fetaler Kalbshaut allein, um die optimale Ausgangsposition für die Eigenhautübertragung zu erlangen. Anhand einer Bildserie werden Vorgehen und Verlauf einer Wunddeckung durch diese Methode an einem repräsentativen Beispiel demonstriert. Bei dem 21jährigen Patienten W.W., der durch einen Autounfall eine Verbrennung von 45% der Körperoberfläche mit 30% drittgradigen Schäden erlitten hatte (beide Beine, Hände und Unterarme) wurde die Nekrosenentfernung fünf Tage nach dem Verbrennungstrauma durchgeführt (Abb. 53). Nach Abtragen des festen Wundschorfes war der Wundboden noch mit Nekroseanteilen übersät (Abb. 55), die nicht ohne stärkeren Blutverlust zu beseitigen waren. Es wurden deshalb Xenotransplantate zur Vorbereitung des Transplantatbettes aufgelegt (Abb. 54 u. 56). Nachdem diese Transplantate „anheilten", bildeten sie eine saubere Hautdecke (Abb. 57). Nach Ablösen dieses Hautersatzes (Abb. 58) zeigte sich ein ausgezeichnet vascularisiertes, feinkörniges Granulationsgewebe, das für die nachfolgende Transplantation von Spalthautnetztransplantaten die besten Anheilungsbedingungen bot (Abb. 59). Die neugebildete Hautdecke war schon nach zwei Wochen fast so ebenmäßig und glatt wie nach der Verwendung von Streifentransplantaten. Als Spätergebnis

(Abb. 60) zeigte sich die Haut elastisch und wies vor allem keine Kontrakturen auf.

In Ausnahmefällen kann die geschilderte Methode auch bei der Primärausschneidung in Frage kommen, wie beispielsweise bei einer umschriebenen Kontaktverbrennung. Durch nichts übertroffen werden für die Wundreinigung fetale Hautxenotransplantate, wie dies gerade bei der außerordentlich tiefen Verbrennung bei nachfolgend geschildertem Fall bestätigt werden konnte.

Der 36jährige Patient J.T. hatte seinen Unterarm am Hochofen eingeklemmt und konnte etwa fünf Minuten lang nicht befreit werden (Abb. 61). Nach Abtragen der „verkohlten" Hautdecke zeigte sich, daß die Streckmuskulatur teilweise „verkocht" war (Abb. 62 u. 63). Auch die Ulna war durch die Verbrennung betroffen. Die Muskulatur mußte teilweise chirurgisch entfernt werden, anschließend erfolgte die Defektdeckung mit fetaler Kalbshaut. Bereits nach zwei Wochen war ein sauberes Granulationsgewebe entstanden, so daß die kombinierte Auto- und Xenotransplantation durchgeführt werden konnte (Abb. 64).
Nach komplikationslosem Wundheilverlauf entstand eine weiche, elastische, auf der Unterlage gut verschiebliche Hautdecke, die allen mechanischen Belastungen gewachsen war (Abb. 65 u. 66). Auch in diesem Fall war das Ergebnis in funktioneller wie auch in ästhetischer Hinsicht als gut zu bezeichnen.

Vor dem Auflegen der Transplantate lassen wir generell eine antibiotische Lösung (Nebacetin-Lösung der Byk Gulden Pharmazeutika, Konstanz) auf die Wundfläche einwirken, um eine Keimverminderung zu erzielen und bessere Anheilungschancen zu schaffen.

Die Transplantate werden regelmäßig mit Sofra-Tüll Gazestreifen (Albert-Roussel Pharma GmbH, Wiesbaden) überdeckt, um sie vor einer Kontamination von außen zu schützen und zugleich eine Fixation an den Wundboden zu erzielen. Beim Verbandwechsel werden die frisch verheilten Wunden sowie die noch offenen Stellen mit Sofra-Tüll gedeckt, damit die Spalthaut und zarte Epithelschicht vor Austrocknung und Sekundärinfektion geschützt werden.

Grundsätzlich konnte gezeigt werden, daß diese Methode auch bei ausgedehnten Verbrennungen die Möglichkeit einer Substitution mit Eigenhaut bei gleichzeitigem vollständigem Verschluß der Wundflächen erlaubt, wobei das Anheilen der Autotransplantate zuverlässig gewährleistet und der gesamte Wundheilverlauf wesentlich beschleunigt wird.

Diese Methode der kombinierten Wunddeckung mit Auto- und Xenotransplantaten wurde bisher bei acht ausgedehnten Verbrennungen, sechs großflächigen Hautablederungen und drei großflächigen persistierenden Hautläsionen durchgeführt. In allen Fällen fanden die obenbeschriebenen Befunde ihre Bestätigung. Daraus kann gefolgert werden, daß diese Methode dem konventionellen Verfahren deutlich überlegen ist.

Bildteil

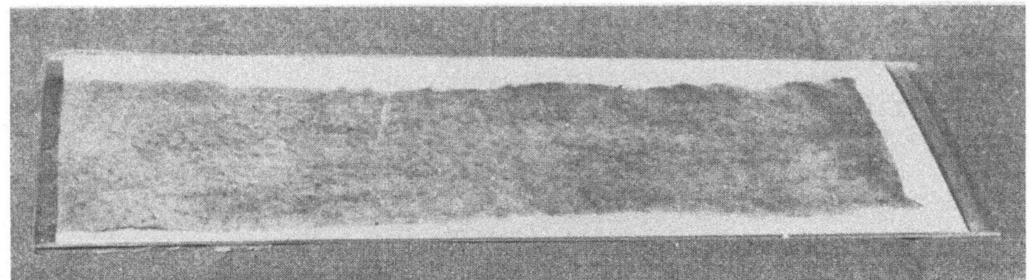

Abb. 19. Spalthauttransplantat auf einem „Dermacarrier"

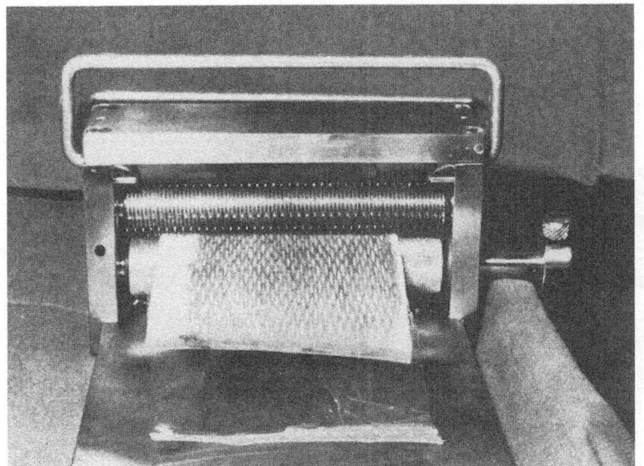

Abb. 20. Mesh-Skin-Graft Dermatom nach „Tanner" und „Vandeput"

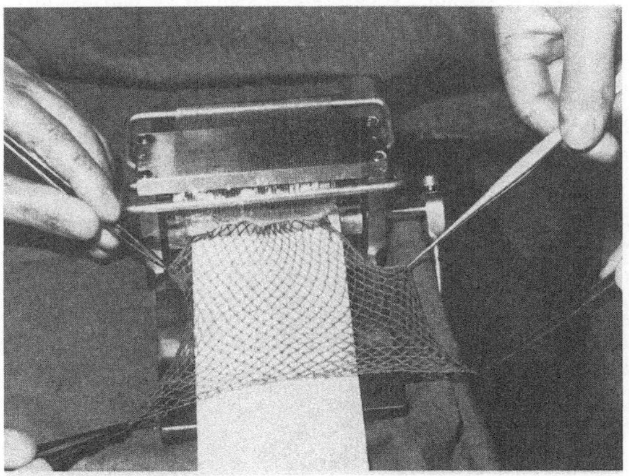

Abb. 21. Das inzidierte Spalthauttransplantat ist netzförmig auseinandergezogen

4 Hefte zur Unfallheilkunde Nr. 116

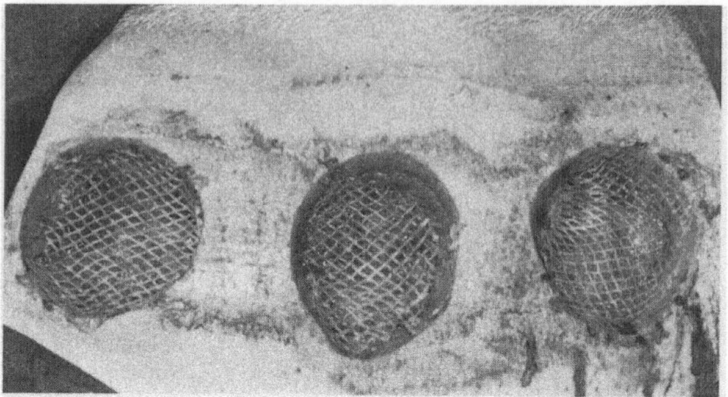

Abb. 22. Drei standardisierte Defekte bei Zwergschweinen mit autogenen Netztransplantaten gedeckt

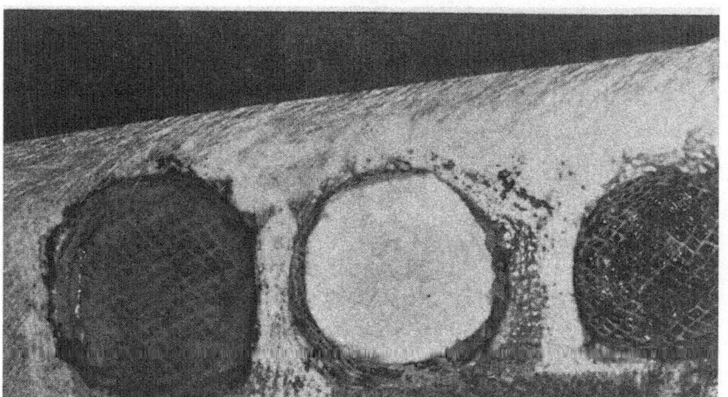

Abb. 23. Überdeckung der Netztransplantate mit fetaler Kalbshaut (links), Kollagenfolie (Mitte) und Versorgung mit feuchten Verbänden in Vorbereitung (rechts)

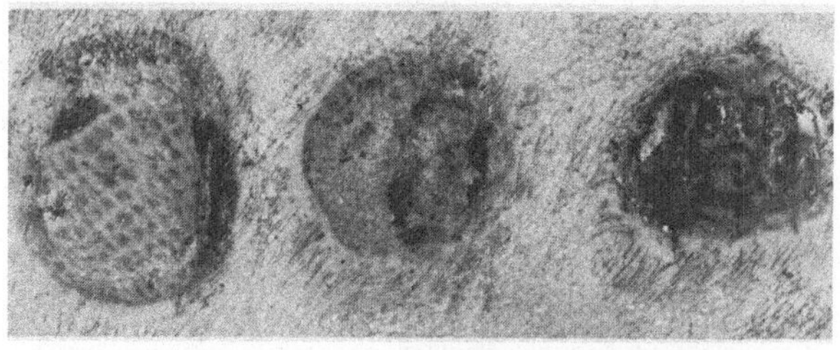

Abb. 24. Der Zustand nach 10 Tagen zeigt die deutlich bessere Ausheilung des mit fetaler Kalbshaut gedeckten Defekts (Biopsiestellen noch erkennbar)

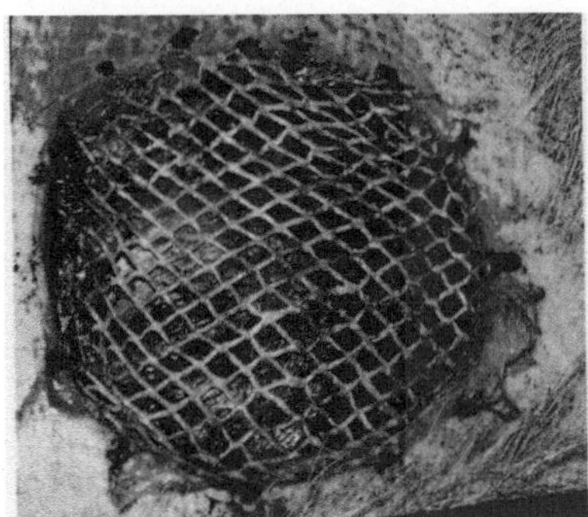

Abb. 25. Netztransplantat an die Wundfläche fixiert

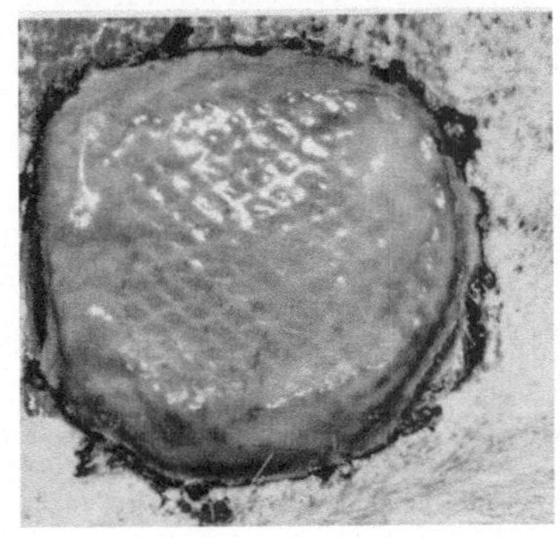

Abb. 26

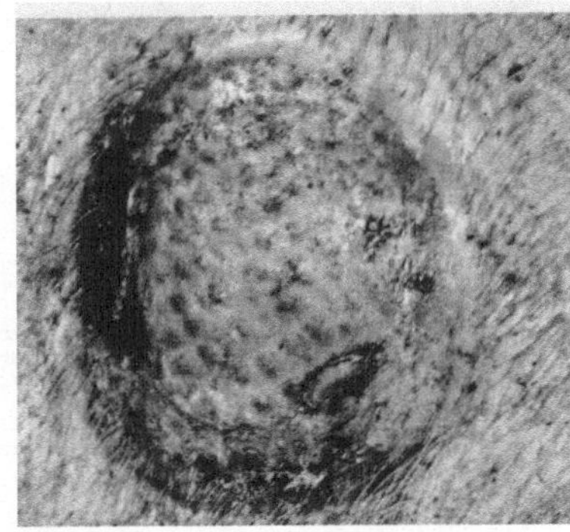

Abb. 27

Abb. 26. Netztransplantat mit fetaler Kalbshaut überdeckt. Abb. 27. Zustand der abgeheilten Wunde nach 12 Tagen

Transplantationen beim Menschen

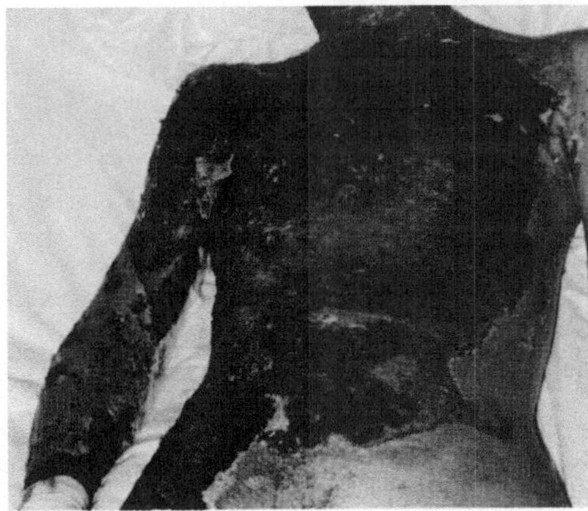

Abb. 28. Patient G. J., 45 % drittgradige Verbrennung

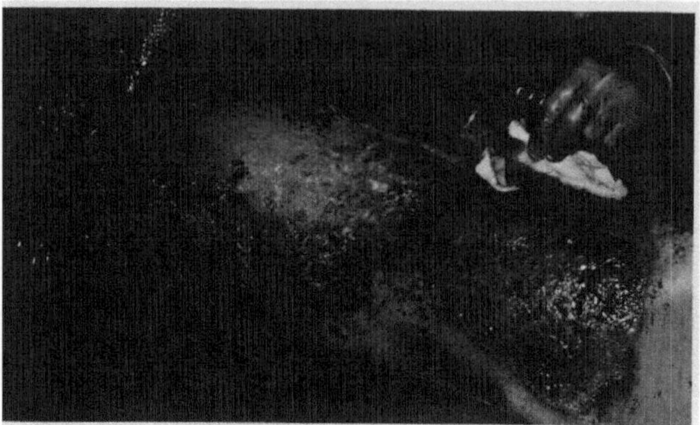

Abb. 29. Zustand nach Abtragen der Nekrosen

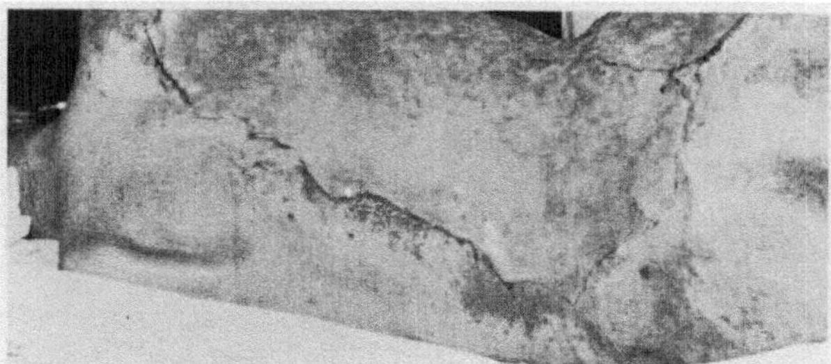

Abb. 30. Wundabdeckung mit fetaler Kalbshaut

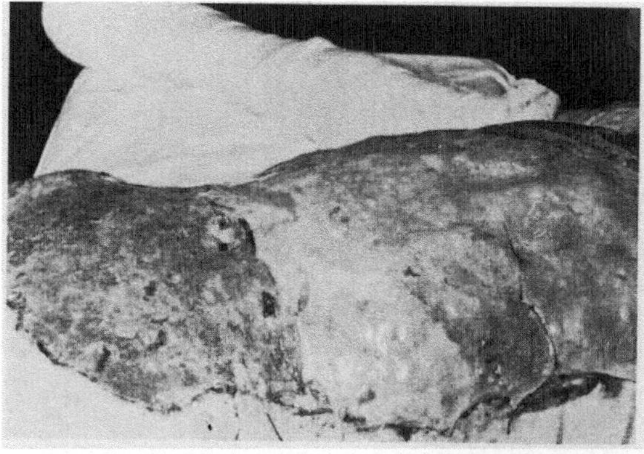

Abb. 31. Befund 19 Tage nach der Xenotransplantation: Noch ausreichende Wunddeckung in der Bauchregion, völlig saubere Verhältnisse. Wundflächen am Thorax und Oberbauch mit frischen Transplantaten gedeckt

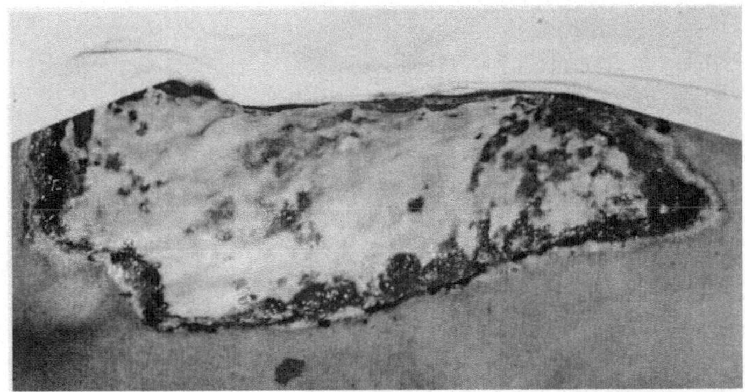

Abb. 32. Zustand eines mit Nucleinsäuren vorbehandelten Xenotransplantates an der seitlichen Rumpfpartie 24 Tage nach der Transplantation: Die Transplantatränder zeigen Auflösungserscheinungen bei Hinterlassung eines sauberen, gesunden Granulationsgewebes

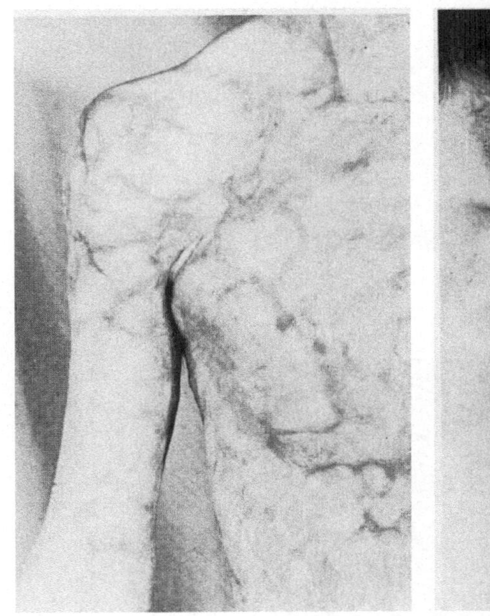

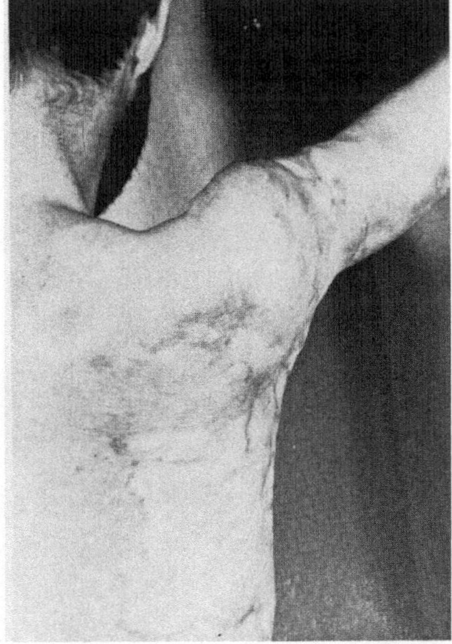

Abb. 33   Abb. 34

Abb. 33 u. 34. Befund vor der Entlassung. Keine nennenswerten hypertrophen Narben. Zufriedenstellende Elastizität und Pigmentierung der autotransplantierten Haut

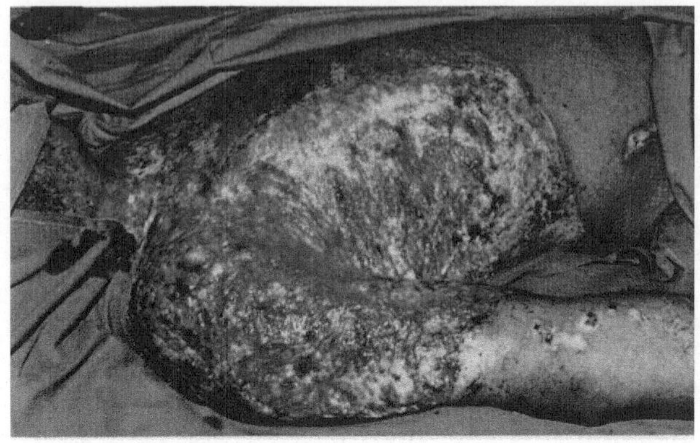

Abb. 35

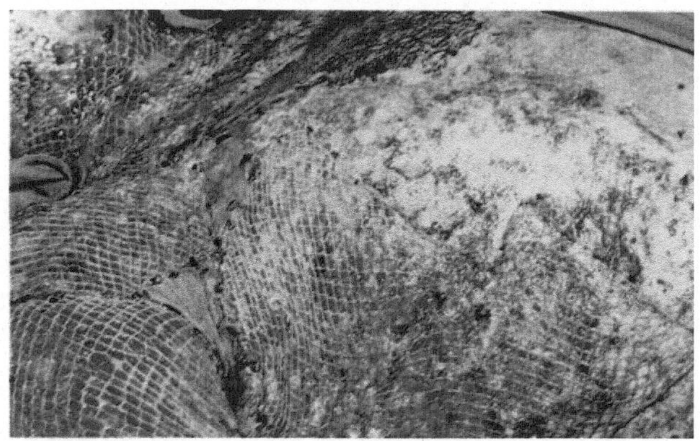

Abb. 36

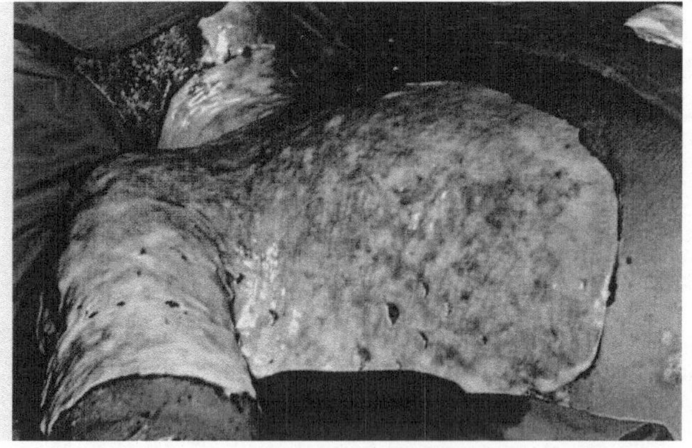

Abb. 37

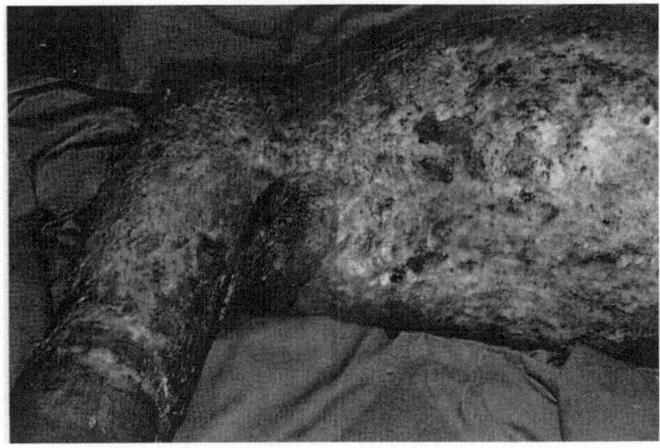

Abb. 38

Abb. 35. Zustand nach Nekrosenabtragung 12 Tage nach dem Verbrennungstrauma

Abb. 36. Autogene Netztransplantate unmittelbar nach Abtragen der Nekrosen auf die Wundflächen übertragen und mit Gewebekleber fixiert

Abb. 37. Überdeckung der auf die Wundgebiete aufgelegten Netztransplantate mit fetaler Kalbshaut

Abb. 38. Befund 14 Tage nach der Transplantation

Abb. 39. Teilentfernung des exogenen Deckmaterials zwecks Inspektion der Wunde am 2. Tag nach der Transplantation: Die Hautleisten des Netzwerkes zeigen überall Anzeichen einer Vascularisation. Die feinkörnige Granulation in den Maschen des Gitterwerkes und die saubere Oberfläche des Deckmaterials zeigen einen günstigen Effekt auf die Wundheilung und Infektabwehr

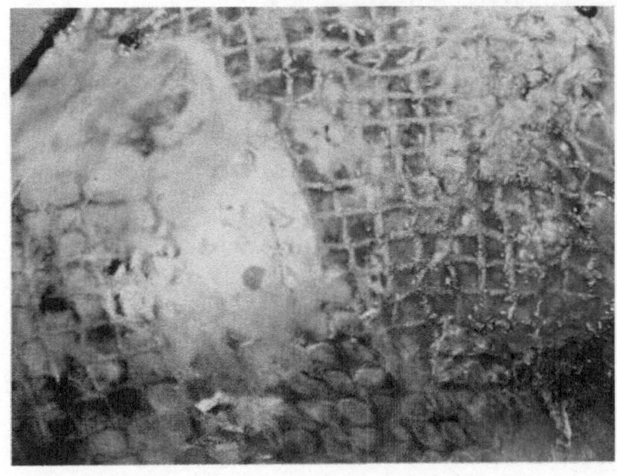

Abb. 39

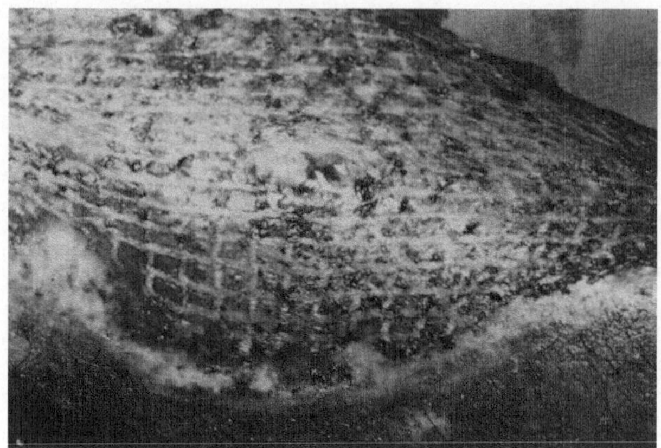

Abb. 40

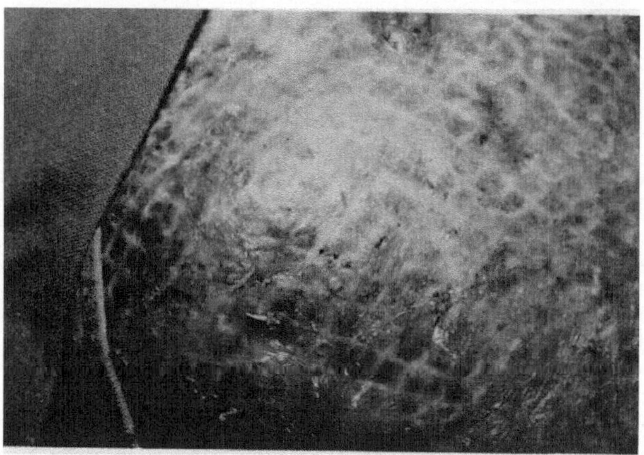

Abb. 41

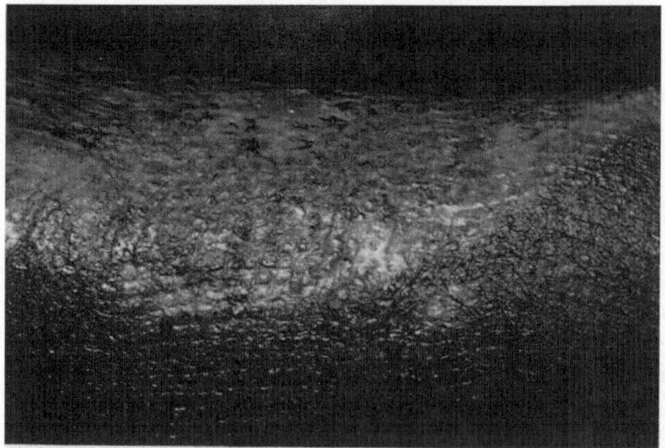

Abb. 42

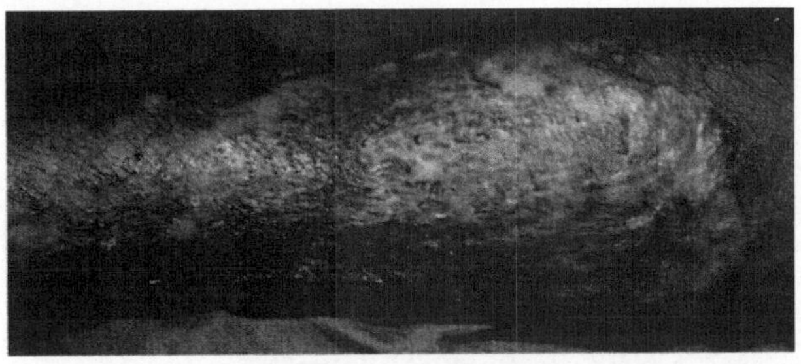

Abb. 43

Abb. 40. Zustand 5 Tage nach der Transplantation: Die Zwischenräume des Netztransplantates sind epithelisiert und liegen im gleichen Hautniveau wie die angrenzenden Hautleisten

Abb. 41. Befund 10 Tage nach Transplantation: Textur des Netztransplantates schon teilweise verstrichen (hier über der Deltoideusregion: Bereich der stärksten Narben- und Keloidbildung!)

Abb. 42. Befund 10 Tage nach Transplantation am Unterarm. Hautoberfläche ebenmäßig, das ursprüngliche Hautnetz am Rande kaum mehr erkennbar (Biopsiestelle im Zentrum sichtbar)

Abb. 43. Befund 3 Wochen nach der Transplantation am Unterarm: Textur des Netzwerkes nur mehr angedeutet erkennbar. Zunehmende Pigmentierung vom Rande her

Abb. 44. Drittgradige Verbrennung am Fuß. Zustand nach Behandlung mit Sulfamylonazetatcreme

Abb. 45. u. 46. Zustand nach Abtragen der Nekrosen

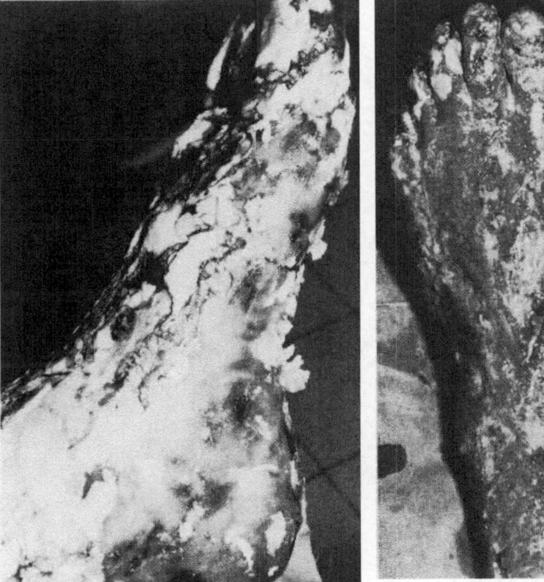

Abb. 44 (links)

Abb. 45 (rechts)

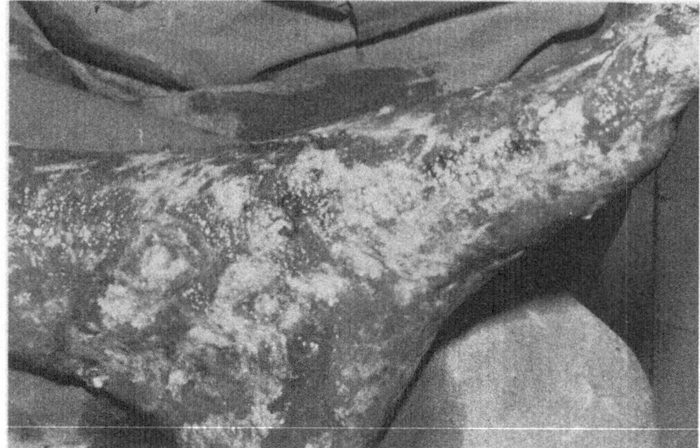

Abb. 46

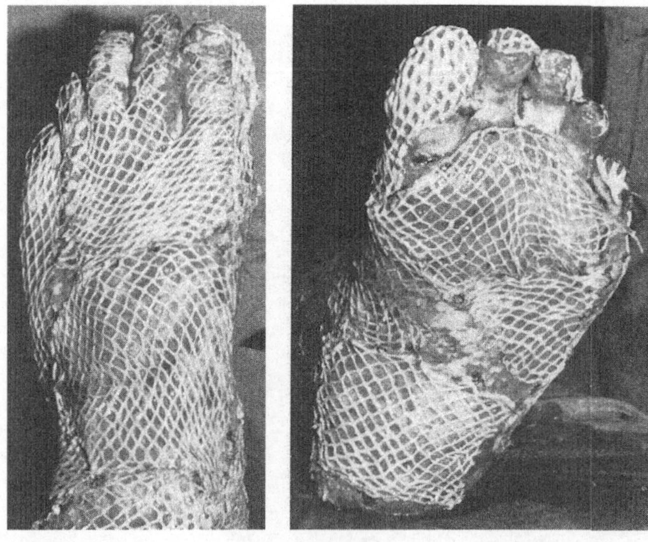

Abb. 47   Abb. 48

Abb. 47 u. 48. Zustand nach Abdeckung der Wundflächen mit Netztransplantaten

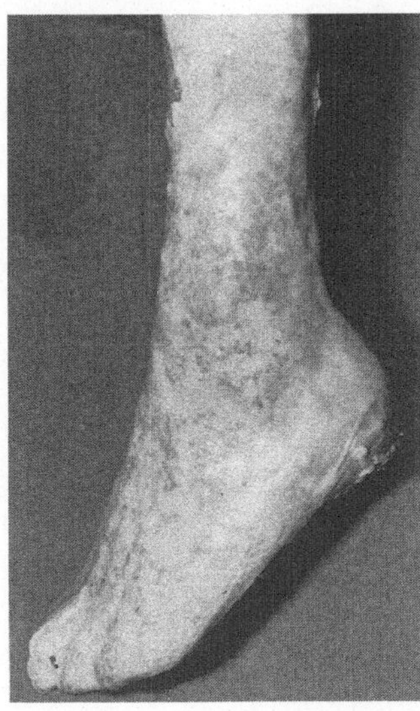

Abb. 49. Überdeckung der auf die Wundfläche fixierten Netztransplantate mit fetaler Kalbshaut

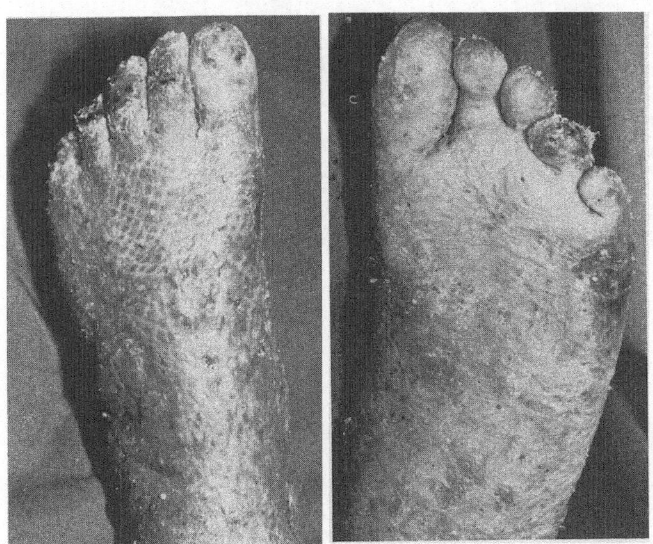

Abb. 50   Abb. 51

Abb. 50. Befund des Fußrückens nach vollständiger Epithelisierung 2 Wochen nach der Transplantation

Abb. 51. Befund der Fußsohle 3 Wochen nach der Transplantation: Die ursprüngliche Netzstruktur ist nur mehr auf der Innenseite erkennbar

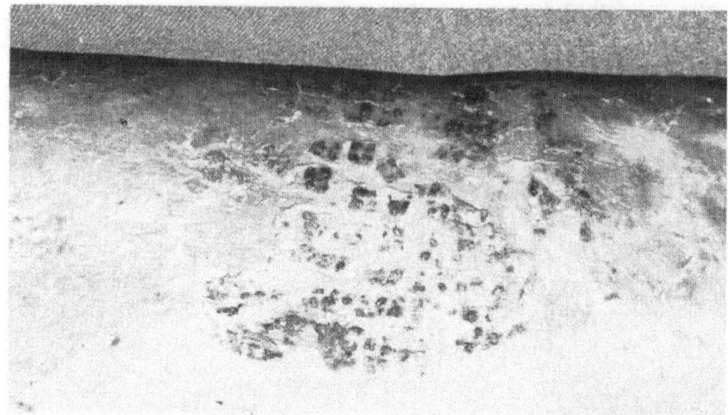

Abb. 52. Befund des abgeheilten Unterschenkels 3 Wochen nach der Transplantation: Glatte Hautoberfläche wie bei einem kontinuierlichen Spalthauttransplantat, nur das abgeschilferte Epithel in den ursprünglichen Maschen des Hautnetzes deutet noch auf die Methode der vorausgegangenen Transplantation

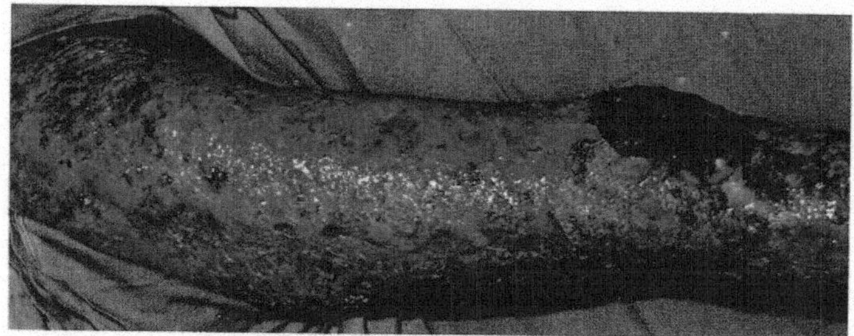

Abb. 53. Zustand nach Abtragen der verbrannten Hautschicht 5 Tage nach dem Unfall

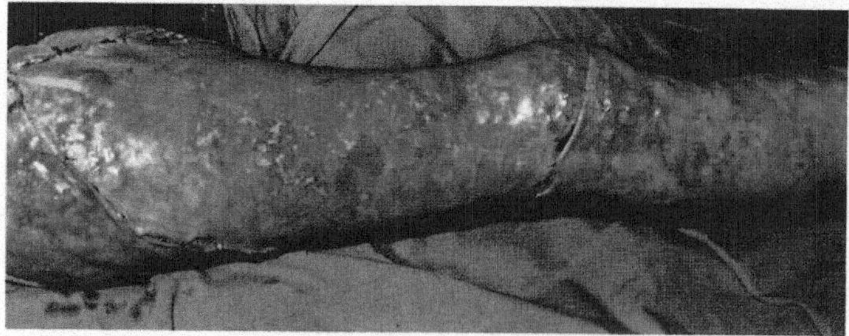

Abb. 54. Defektdeckung mit fetaler Kalbshaut zur Vorbereitung des Transplantatbettes

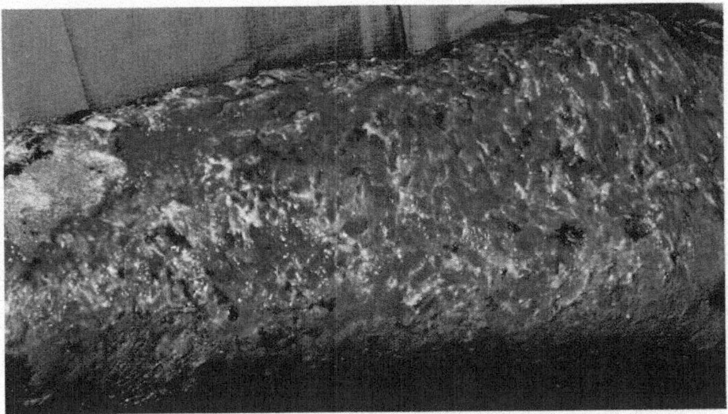

Abb. 55. Die Nahaufnahme vom Oberschenkel zeigt zahlreiche kleine Areale von nekrotischem Gewebe auf dem Wundboden

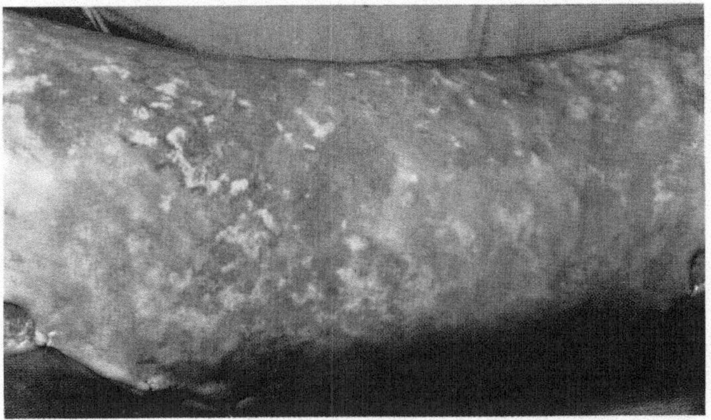

Abb. 56. Zustand nach Überdeckung mit fetaler Kalbshaut

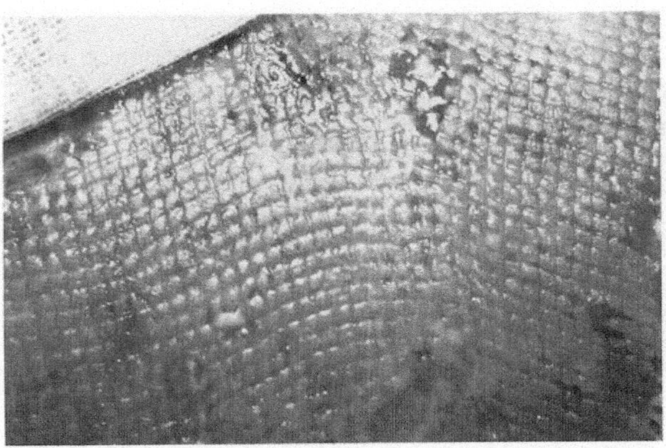

Abb. 57. Zustand der „angeheilten" fetalen Kalbshaut auf dem gereinigten Wundboden

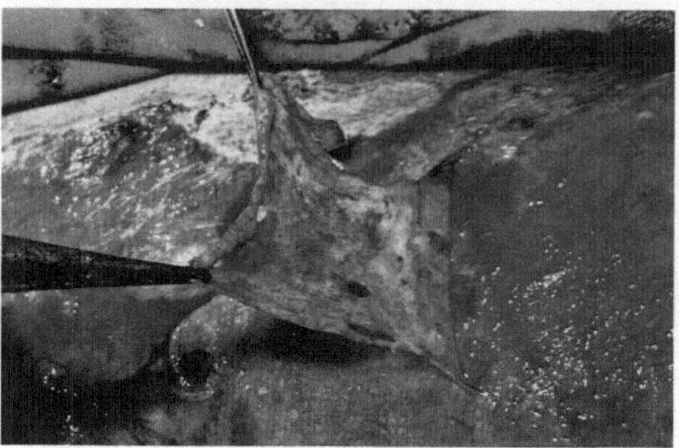

Abb. 58. Ablösen der Xenotransplantate, die ein reich vascularisiertes sauberes Wundbett bewirkt haben

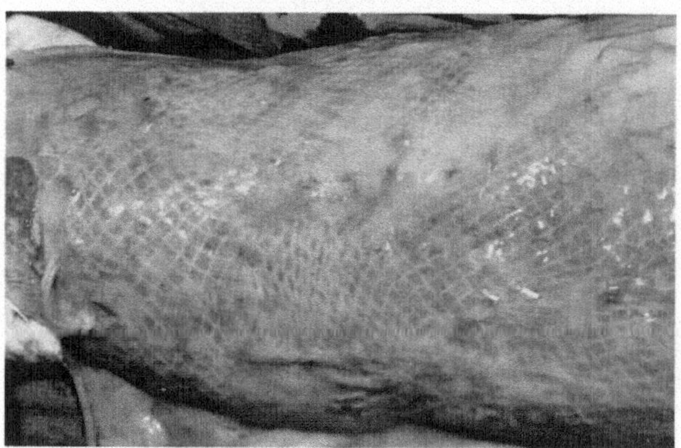

Abb. 59. Kombinierte Wunddeckung mit Spalthautnetz- und Xenotransplantaten

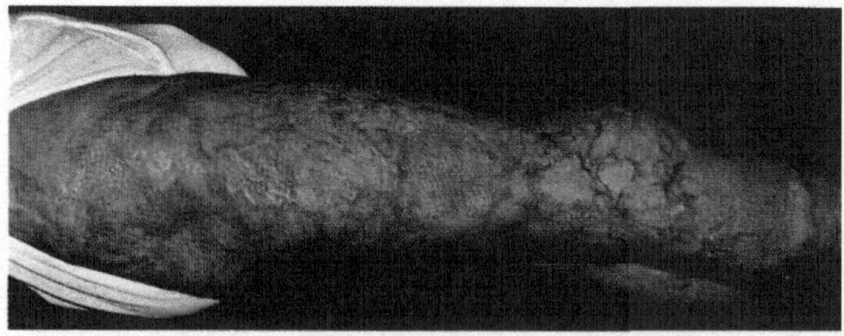

Abb. 60. Zustand nach Heilung 6 Monate nach dem Unfall

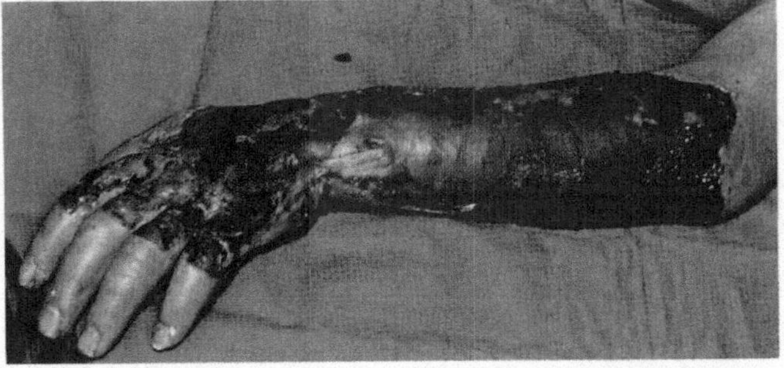

Abb. 61. Zustand nach Kontaktverbrennung am Hochofen

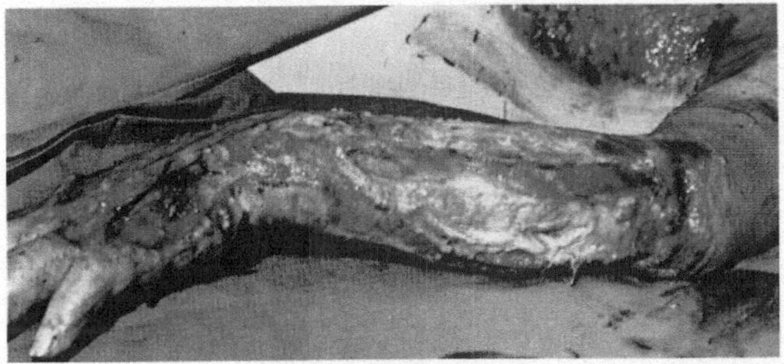

Abb. 62. Zustand nach Abtragung der Hautnekrosen. Die Muskulatur erscheint wie gekocht

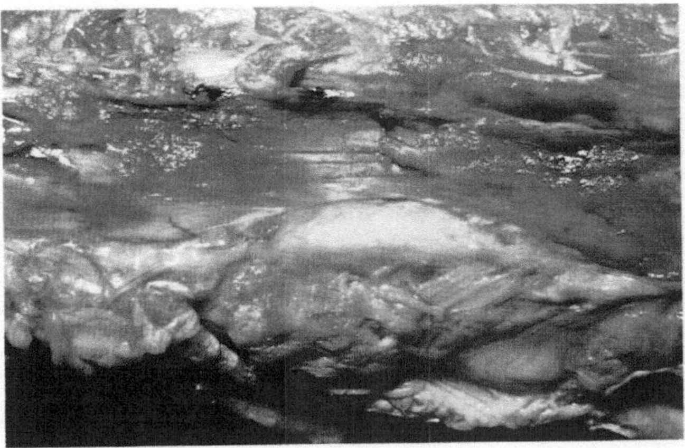

Abb. 63. Die Nahaufnahme läßt die Verbrennung in der Tiefe besonders deutlich erkennen. Die Ulna liegt frei, die Muskulatur ist schwer geschädigt

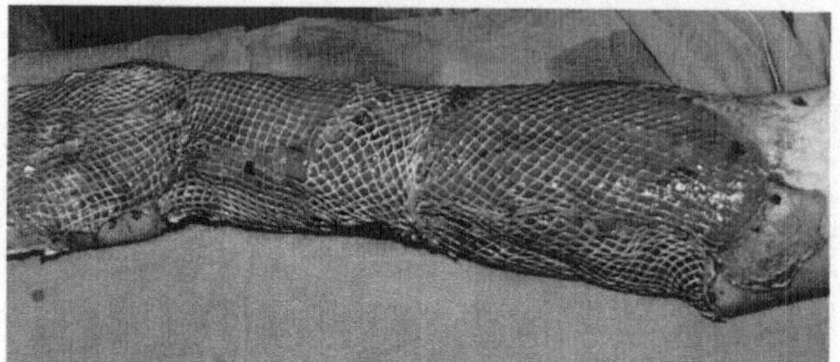

Abb. 64. Die Wundfläche ist durch die Interimsdeckung mit fetaler Kalbshaut für die Transplantation vorbereitet. Netztransplantate bedecken das saubere Granulationsgewebe. Zustand vor Überdeckung mit fetaler Kalbshaut

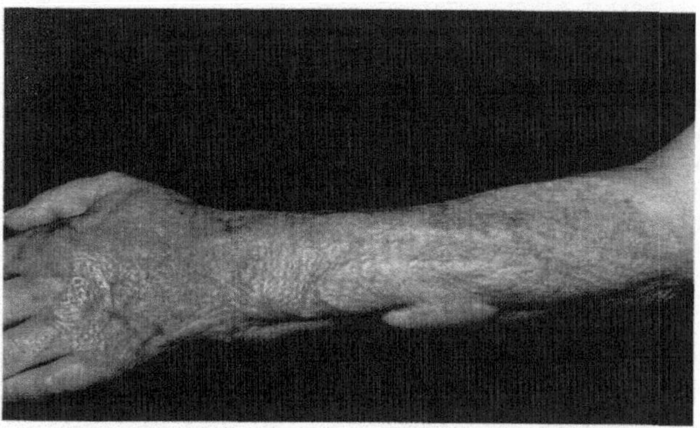

Abb. 65. Zustand nach Heilung, 6 Monate nach dem Unfall. Der Arm ist wieder voll gebrauchsfähig

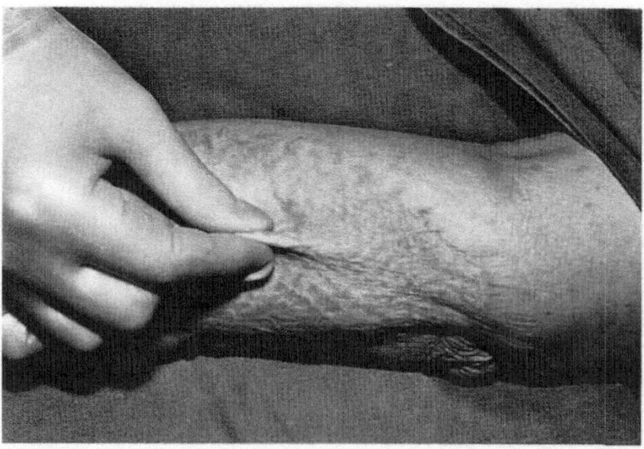

Abb. 66. Die neu gebildete Hautdecke ist von der Unterlage leicht abhebbar, weich und elastisch

E. Diskussion und Schlußfolgerung

Das Problem eines geeigneten Hautersatzes zur Interimsdeckung bei großflächigen Verbrennungswunden hat in unseren Tagen erstrangige Bedeutung gewonnen, nachdem es gelungen ist, die Auswirkungen der ersten Schockphase zu überwinden. Der Wiederherstellungschirurgie stellt sich deswegen die Aufgabe, die dem Patienten drohenden Infektionen auszuschalten und die negative Stoffwechselbilanz so rasch wie möglich auszugleichen. Da bei großflächigen Verbrennungen vom Patienten selbst nur verhältnismäßig wenig Spalthaut gestellt werden kann, läßt sich diese Aufgabe nur dann lösen, wenn zur frühzeitigen plastischen Abdeckung der Wundfläche ein geeignetes Hautersatzmaterial zur Verfügung steht. Als dafür geeignet wird man nur ein solches Material ansehen können, das folgenden Ansprüchen gerecht wird:

1. Es muß eine möglichst gute Gewebsverträglichkeit aufweisen, damit nicht infolge einer zu starken Abstoßungsreaktion das Anheilen weiterer Transplantate erschwert oder für eine gewisse Zeitspanne sogar unmöglich gemacht wird und später zu starke Wund- und Narbenkontrakturen entstehen.

2. Es soll das Wundbett für die nachfolgende Autotransplantation so vorbereiten, daß eine optimale Anheilungsquote der Autotransplantate erzielt werden kann.

3. Es muß sich durch eine möglichst lange Haftdauer auszeichnen, damit der Patient, ohne zusätzlichen Gefahren durch Infektionen ausgesetzt zu sein, die sich bei einem häufigen Transplantatwechsel kaum vermeiden lassen, die kritische Krankheitsphase durchstehen kann, bis nach mehrmaliger Hautentnahme von den noch verfügbaren Spenderregionen eine definitive Wundabdeckung mit Eigenhaut möglich ist.

4. Es muß eine feste und schnelle Adhäsion mit dem Wundbett bewirken. Kommt eine solche Fixation nämlich nicht zustande, so lassen sich Serombildungen und Superinfektionen nicht vermeiden.

5. Es muß zuverlässig sterilisierbar oder — noch besser — von vornherein steril sein.

Das heutzutage am häufigsten zur Anwendung kommende Hautersatzmaterial sind Hautallotransplantate, insbesondere Leichenhaut. In neuester Zeit hat man nun aber die Forderung erhoben (Moncrief), diese Transplantate noch vor dem Beginn der Abstoßungsreaktion wieder von der Wundfläche zu entfernen, weil es sonst im Wundbett zu Gefäßthrombosen, zu einer starken Zellinfiltration und Ödembildung kommt, wodurch sehr ungünstige Voraussetzungen für die nachfolgenden Transplantationen geschaffen werden. So überzeugend diese Forderung auch ist — wenn man ihr nachkommt, wird die Haftdauer der Allotransplantate außerordentlich verkürzt, und dementsprechend verringert sich auch der Wert von Allotransplantaten für die Interimsdeckung bei Schwerstverbrannten. Man hat darum nach Möglichkeiten gesucht, die Überlebenszeit der Allotransplantate zu verlängern. Doch alle Methoden einer entsprechenden Vorbehandlung des Empfängers, die im Tierexperiment eine solche Verlängerung bewirken konnten, erwiesen sich als wenig geeignet für die klinische Praxis, weil sie das Gesamtimmungeschehen angreifen und so die normale immunologische Abwehrreaktion beeinträchtigen. Unter diesen Umständen muß es als verständlich gelten, wenn man als die ideale Methode für die Verlängerung der Transplantatüberlebenszeit die Vorbehandlung nicht des Empfängers, sondern des Transplantats selbst ansah. Hierbei erschien unter den durch die Grundlagenforschung aufgezeigten Möglichkeiten einer Transplantatkonditionierung die Inkubation mit Nucleinsäuren als der aussichtsreichste Weg. Jolley u. Mitarb. schlugen diesen Weg ein. Bei ihren Tierversuchen konnten sie zwar eine signifikante Verlängerung der Transplantatüberlebenszeit verzeichnen, aber für die klinische Anwendung kam ihre Methode dennoch nicht in Betracht, weil gleichstarke Abstoßungsreaktionen auftraten, wie auch sonst bei Allotransplantaten. Wenngleich die Abstoßung hier erst einige Tage später als sonst bei Allotransplantaten einsetzte, so erfolgte sie doch unvermindert stark und führte zu den gleichen nachteiligen Auswirkungen im Wundbett wie bei anderen Allotransplantaten.

Sollen Allotransplantate trotzdem bei der Interimsdeckung zur Anwendung kommen, dann muß neben der Schnelligkeit also auch die Intensität der Abstoßung berücksichtigt werden. Da nun Schnelligkeit und Intensität der Immunantwort des Empfängers von der genetischen Verschiedenheit zwischen Empfänger und Spender bestimmt werden muß man versuchen, diese genetische Diskrepanz möglichst gering zu halten, wenn man die beiden, die Immunantwort bestimmenden Faktoren in ihrer Auswirkung beeinflussen will. Eine entsprechende Möglichkeit ergibt sich dann, wenn eine Hauttypisierung durchgeführt worden ist und zu Transplantationen nur typisierte Haut verwendet wird.

Hacket u. Batchelor haben bei der Behandlung von Verbrennungspatienten bewiesen, daß diese Möglichkeit grundsätzlich schon heute gegeben ist. Doch der damit noch verbundene Aufwand für die Errichtung von Hautbanken räumt dieser Methode vorerst keine Chance für die Routinebehandlung ein.

Aus diesem Grund erschien es sinnvoll, von vornherein ein solches Material zu verwenden, das nur schwach immunogen ist und infolgedessen eine nur schwache Ablösungsreaktion auslösen kann. Ein Material mit schwacher Immunogenität bietet zudem den Vorteil einer wesentlich wirksameren Transplantatkonditionierung.

Bereits früher haben Rogers u. Converse die fetale Kalbshaut als ein Material mit schwacher Immunogenität erkannt. Lediglich seine kurze Lebensdauer als Transplantat sprach gegen seine weite Verbreitung als Deckmaterial in der klinischen Praxis. Neben Rogers u. Converse vertraten auch Sokolic u. Mitarb. die Ansicht, daß gerade die fetale Kalbshaut als vorzüglich geeigneter Hautersatz eine bedeutsame Stelle in der Verbrennungstherapie einnehmen könne, wenn es nur gelänge, die Lebensdauer fetaler Kalbshauttransplantate zu verlängern. Es lag somit gleichsam auf der Hand, die Möglichkeiten einer solchen Verlängerung zu erforschen, zumal Silvetti u. Mitarb. auf Grund vergleichender Untersuchungen mit verschiedenen Tierhäuten zu dem Ergebnis gekommen waren, daß fetale Kalbshaut wegen ihrer geringen Immunogenität, ihrer ausreichenden mechanischen Widerstandsfähigkeit und guten Haftfähigkeit das geeignetste Material zur Interimsdeckung abgibt.

Das Hauptproblem lag zunächst in der Klärung der Frage, aus welcher Gestationszeit das optimale Transplantat in Abhängigkeit von seiner Lebensdauer — speziell nach Vorbehandlung mit Nucleinsäuren — und in Relation zu seiner mechanischen Widerstandsfähigkeit zu gewinnen ist.

Seit den 50er Jahren ist bekannt, daß die immunologische Reife erst im Laufe der Gestationszeit eintritt, und darüber hinaus konnte nachgewiesen werden, daß die immunologische Reife bei den einzelnen Tierspezies zu einem verschiedenen Zeitpunkt auftritt. Silverstein gelang der Nachweis, daß bei Kalbs- und Lammfeten die immunologische Kompetenz während der ersten Hälfte der Gestationszeit einsetzt. Zudem ließ sich aufzeigen, daß Transplantate aus dieser Gestationszeit eine verzögerte und abgeschwächte Immunantwort beim Empfänger hervorriefen. Wie daher zu erwarten war, zeigten die fetalen Kalbshauttransplantate, die aus dem dritten Gestationsmonat stammten, bei der Xenotransplantation auf Kaninchen die längste Lebensdauer.

Im Hinblick auf die klinische Anwendung erschien es zweckmäßig, das Alter der Kalbsfeten nach der Scheitel-Steiß-Länge zu bestimmen. Hierbei stellte sich heraus, daß die längste Lebensdauer und der günstigste Effekt der Nucleinsäurenvorbehandlung bei jenen Transplantaten zu ver-

5*

zeichnen waren, die der jüngsten Gestationszeit entstammten. Wenngleich die mit Nucleinsäuren vorbehandelten Transplantate aller Versuchsgruppen eine signifikante Verlängerung ihrer Überlebenszeit aufwiesen, insbesondere die aus der ersten Gestationszeit mit einer Länge unter 35 cm, so empfehlen sich für die klinische Anwendung doch eher jene mit einer Länge von 35—45 cm, weil diese dank ihrer kräftigeren Struktur mechanische Belastungen besser ertragen können. Käme es allein auf die mechanische Widerstandsfähigkeit an, so wäre wegen der Dicke ihrer Epidermis zweifellos Schweinehaut vorzuziehen. Da es aber — und zwar noch entscheidender als auf die mechanische Belastungsfähigkeit — auch auf die Haftfähigkeit ankommt, liegen die größeren Vorteile bei der fetalen Kalbshaut. Baxter u. Mitarb. haben nämlich in experimentellen und klinischen Untersuchungen nachweisen können, daß fetale Haut auf Grund ihrer breiten Kollagenschicht eine stärkere hydrophile Wirkung ausübt und deswegen ein wesentlich besseres Anhaftungsvermögen besitzt. Darin liegen ihre besonderen Vorzüge gegenüber jeder Art von Spalthaut. Während es bei der Spalthaut häufig einer mehrmaligen Abdeckung bedarf, bis dieses Material auf granulierenden Wunden zur Anheilung gebracht werden kann, haften fetale Kalbshauttransplantate auch auf einem ungünstig ernährten Wundbett sofort fest an.

Wurden frische Transplantate von 35—45 cm langen Kalbsfeten zur Anwendung gebracht, so konnte ihre Lebensdauer durch Inkubation mit Nucleinsäuren verdoppelt werden. Ähnlich günstige Ergebnisse stellten sich nach der Behandlung mit Nucleinsäuren bei jenen Transplantaten ein, die ein bis zwei Tage konserviert worden waren. Nach einer Konservierung über längere Zeit bewirkte die Inkubation mit Nucleinsäuren zwar auch eine längere Lebensdauer der Transplantate, doch diese Verlängerung erscheint als zu gering, als daß man diesen Transplantaten großen Wert für die klinische Praxis zusprechen könnte.

Von ähnlichem Interesse wie die Frage der Konservierbarkeit fetaler Kalbshaut ist für den Kliniker die Frage nach der Überlebenszeit von Zweittransplantaten, verglichen mit der Lebensdauer der Ersttransplantate. Bei Ersttransplantationen konnten keine nennenswerten Immunphänomene beobachtet werden, doch nach Zweittransplantationen stellte sich beim Empfänger eine beschleunigte Abwehrreaktion ein. Erfolgte die Zweittransplantation zehn Tage nach Abstoßung der Ersttransplantate, so wurde der Zweitsatz nach durchschnittlich sieben Tagen abgestoßen. Während sich nach Ersttransplantationen weder durch den Präzipitationstest noch durch den lymphocytotoxischen Test Antikörpertiter nachweisen ließen, erbrachte nach Zweittransplantationen die Komplementbindungsreaktion leicht erhöhte Werte der Antikörpertiter. Eine Übertragung der Immunität mit dem Serum der transplantierten Tiere im sogenannten Transfertest gelang nicht. Daraus kann man schließen, daß sich keine wesentlichen humoralen Antikörper gebildet haben.

Jene Zweittransplantate, die erst drei Wochen nach Abstoßung des Erstsatzes übertragen wurden, zeigten keine beschleunigte Abstoßung mehr. Die Dauer der Transplantationsimmunität, die bei der Hautallotransplantation auf Kaninchen immerhin 60 Tage beträgt (Lehrfeld) ist somit hier verhältnismäßig kurz. Diese Beobachtung unterstreicht erneut die Annahme, daß die Antigene fetaler Kalbshaut relativ schwach sind.

Nach Vorbehandlung der Transplantate mit Nucleinsäuren trat beim Zweitsatz eine Intensivierung der Xenotransplantatreaktion auf, wenn die Zweittransplantate kurze Zeit nach Abstoßung des Erstsatzes übertragen wurden. Erfolgte die Übertragung der mit Nucleinsäuren inkubierten Zweittransplantate aber erst drei Wochen nach Abstoßung der Ersttransplantate, so ließ sich wiederum ein längeres Überleben der Transplantate des Zweitsatzes feststellen. Daraus ergibt sich der Schluß, daß eine beschleunigte Abstoßung nur während einer bestimmten Zeitspanne nach der Ersttransplantation auftritt.

Als Ergebnis dieser Untersuchungen ist also zunächst hervorzuheben, daß als wertvollste Transplantate die von 35—45 cm langen Kalbsfeten stammenden gelten müssen, sofern sie mit Nucleinsäuren inkubiert wurden. Ferner beweisen die Ergebnisse, daß die Verwendung von Nucleinsäuren nur bei Ersttransplantationen entscheidende Vorteile für die klinische Behandlung bietet. Da nun einerseits oft Mehrfachtransplantationen notwendig sind, andererseits Zweittransplantate während einer gewissen Zeitspanne einer verstärkten Abstoßung unterliegen, muß die Wundabdeckung während dieser Zeit mit einem anderen Material erfolgen. Dafür eignet sich auf Grund der Erfahrungen von Rogers u. Converse und unserer eigenen Beobachtungen am besten lyophylisierte fetale Kalbshaut. Wenngleich dieses Deckmaterial nur für fünf Tage einen ausreichenden Wundschutz bietet, so weist es doch den Vorteil auf, daß es keine second-set-Reaktion hervorruft und deswegen zur mehrmaligen Wundabdeckung benutzt werden kann, bis eine definitive Deckung mit Eigenhaut möglich wird.

Außerdem weisen die Untersuchungsergebnisse — insbesondere die histologischen Befunde — darauf hin, daß die durch Nucleinsäurenvorbehandlung erzielte Verlängerung der Überlebenszeit fetaler Kalbshauttransplantate nicht nur durch eine Veränderung des Stoffwechsels verursacht sein kann, sondern durch Beeinflussung der Antigen-Antikörperreaktion hervorgerufen wurde. Mit anderen Worten gesagt, es handelt sich offensichtlich um einen immunologischen Vorgang. Dabei scheint nach Ansicht von Lagardièr die Herkunft der Nucleinsäuren, wie schon im allgemeinen Teil erwähnt wurde, nicht von ausschlaggebender Bedeutung zu sein. Der Wirkungsmechanismus der Nucleinsäuren konnte bislang weder in bezug auf das Transplantat noch auf den Empfänger eindeutig geklärt werden. Nach Largadièr könnten die erzielten Erfolge dadurch zustande gekommen sein, daß die Nucleinsäuren die Antigene abdecken und dadurch eine zeitweise Verminderung der Antigenfreisetzung bewirken. Für diese Ansicht, daß die transplantatverlängernde Wirkung von Nucleinsäuren darauf beruht, daß die Antigenität maskiert wird, gibt es bisher jedoch keine Beweise. Möglicherweise kann die Verzögerung der Abstoßung auch auf ganz anderen, uns noch unbekannten Mechanismen beruhen.

In Anbetracht der bei unseren tierexperimentellen Untersuchungen erzielten Ergebnisse und unter Berücksichtigung der einschlägigen Literatur schien die Annahme berechtigt, daß die Vorbehandlung der fetalen Kalbshauttransplantate mit Nucleinsäuren bei der klinischen Anwendung von großem Nutzen sein muß, weil bei diesen Transplantaten mit einer wesentlich längeren Lebensdauer gerechnet werden kann.

Tatsächlich erreichten diese Transplantate eine durchschnittliche Überlebenszeit von 3 Wochen, wenn sie bei Verbrennungspatienten unmittelbar auf die Fascie übertragen wurden. Bei Transplantationen auf ein schlecht ernährtes oder stärker infiziertes Wundbett war die Lebensdauer der Transplantate erwartungsgemäß kürzer (ca. 12 Tage), wie dies verständlicherweise auch bei jedem anderen Deckmaterial der Fall ist. Doch selbst auf solchen Wundflächen kam es zu einer festen Anhaftung der Transplantate, zu einer wirksamen Unterdrückung des Bakterienwachstums und wenige Stunden nach der Transplantation zu einer Fiebersenkung. Trotz der Narkose- und Operationsbelastung durch die Nekrosenabtragung verbesserte sich der Allgemeinzustand des Patienten zusehends. Die Flüssigkeits-, Elektrolyt- und Eiweißverluste gingen nach der Wundabdeckung merklich zurück. In allen Fällen entstand ein gesundes Granulationsgewebe, auf dem die nachfolgenden Autotransplantate besser anheilten als nach jeder anderen Vorbehandlung, so daß eine optimale Anheilungsquote und damit eine schnellere Wundheilung erreicht werden konnte.

Besonders auffällig war bei den histologischen Untersuchungen, daß eine Strukturveränderung fetaler Kalbshauttransplantate bei der Übertragung auf Menschen deutlich später einsetzte als bei der Übertragung auf Kaninchen. Degenerative Veränderungen stellten sich bei Kaninchen bereits nach sechs Tagen ein. Mit Nucleinsäuren inkubierte Transplantate vermochten sich zwar länger zu halten, aber nie ließen sich bei Kaninchen jene Erfolge erzielen wie beim Menschen. Hier zeigten sich die Transplantate nach Übertragung auf ein günstiges Empfängerbett sogar eine

Woche nach der Transplantation noch völlig intakt. Selbst die Basalmembran war nach acht Tagen noch gut erhalten. Dieser außergewöhnliche Befund läßt sich einerseits wohl dadurch erklären, daß zwischen Mensch und Rind eine engere genetische Verwandtschaft besteht als zwischen Kaninchen und Rind, zum anderen kann die Immunreaktion bei einem Verbrennungspatienten wegen seines geschwächten immunologischen Abwehrsystems nur verzögert einsetzen.

Auf Grund immunologischer Untersuchungen von Timpel u. Mitarb. gibt es Hinweise dafür, daß zwischen dem Kollagen von Mensch und Rind eine nähere Verwandtschaft besteht als mit anderen Species. Die Immunogenität von Kollagen ist zwar im Vergleich zu jener von anderen Proteinantigenen gering, bei der Verwendung von Hautersatzmaterial in größeren Mengen dürfte der Verträglichkeit von Kollagen verschiedener Species dennoch größere Bedeutung zukommen. Nach den Untersuchungen von Timpel u. Mitarb. sind Kalbskollagen und Humankollagen in ihrer Struktur sehr ähnlich. Eine damit allerdings nur indirekt bewiesene Folgerung ist, daß für Menschen Kalbskollagen einen geringen immunogenen Reiz darstellt und deshalb für klinische Zwecke des Hautersatzes Vorteile gegenüber Kollagen anderer Species aufweist.

Unsere Untersuchungen haben gezeigt, daß fetale Kalbshaut vom Menschen ohne wesentliche Abwehrreaktion vertragen werden kann. Ein Einsprossen der Capillaren in die Transplantate konnte nicht beobachtet werden, ebensowenig eine Vascularisierung der Transplantate.

Zweittransplantate verhielten sich hier ähnlich wie im Tierexperiment: sie wurden beschleunigt abgestoßen. Für Nachtransplantationen kam also, wie schon oben erwähnt, nur lyophylisierte fetale Kalbshaut in Frage.

Auf Grund unserer klinischen Beobachtungen muß die mit Nucleinsäuren inkubierte fetale Kalbshaut als ein hervorragend geeignetes Material zur Interimsdeckung gelten, zumal der gesamte Wundheilverlauf sich wesentlich günstiger gestaltete als bei der Wundabdeckung mit anderen Materialien. Die definitive Wundabdeckung mit Autotransplantaten ergab beste kosmetische und funktionelle Resultate, denn es entstanden keinerlei hypertrophische Narbenbildungen, und selbst an den Gelenkbeugen zeigten sich keine Narbenkontrakturen. Die neue Hautdecke erwies sich vielmehr als weich, elastisch und belastungsfähig.

Da die jedem Schwerverbrannten drohenden Gefahren durch Infektionen und Stoffwechselstörungen erst dann endgültig gebannt sind, wenn die Wunde definitiv geschlossen ist, hat man seit vielen Jahren nach einem Verfahren gesucht, das einerseits eine möglichst rasche Hautsubstitution mit Eigenhaut gewährleistet, andererseits die stets drohende Infektion unter Kontrolle zu halten vermag. Das bisher am besten entwickelte Verfahren, mit wenig Eigenhaut ein Vielfaches an Wundfläche abdecken zu können und zugleich ein Maximum and Epithelisierungsansätzen zu gewinnen, besteht in der Verwendung von Netztransplantaten. Dabei tritt aber manches Nachteilige in Erscheinung: Eiweiß- und Flüssigkeitsverluste können nicht verhindert werden, die ungedeckten Stellen sind durch Infektionen gefährdet und können durch eine überschießende Granulation geschädigt werden. Um diese Nachteile auszuschließen und zugleich das Anheilen der Netzplantate fördern zu können, empfahl sich aufgrund der gewonnenen Erkenntnisse über die günstigen Materialeigenschaften von fetaler Kalbshaut die Überdeckung der autogenen Netztransplantate mit diesen Hautxenotransplantaten. Vergleichende tierexperimentelle Untersuchungen ergaben, daß die Xenotransplantate trotz der Unebenheiten, die durch die aufgelegten Netztransplantate bedingt waren, fest mit dem Wundbett anhafteten. Zudem wurde die Bindegewebsproliferation in den Zwischenräumen des Gitterwerkes stimuliert, und die spontane Epithelisierung von den Epithelleisten des Netzwerkes aus erfuhr eine sichtbare Anregung.

Diese außerordentlich günstigen Resultate gaben den Anstoß, diese Methode der Hautsubstitution auch bei Schwerverbrannten anzuwenden. Dabei waren in allen Fällen ausgezeichnete Behandlungserfolge zu verzeichnen, so daß dieses Verfahren als eine wesentliche Verbesserung der mesh-graft-Methode gelten kann.

Klinischen Erfahrungen zufolge ist bekannt, daß für ausgedehnte Verbrennungen dritten Grades die Beschaffung eines geeigneten und mengenmäßig ausreichenden Materials zur Interimsdeckung oftmals mit Schwierigkeiten verbunden ist. Hautbanken mit typisiertem Material könnten dieses Problem weitgehend beheben, aber infolge fehlender Voraussetzungen lassen sich solche Banken vorerst nicht errichten. Deshalb ist man auch weiterhin auf nicht typisierte Allotransplantate angewiesen, die allerdings wegen ihrer starken lokalen und allgemeinen Gewebsunverträglichkeit höchstens 5 Tage als Interimstransplantate dienen können. Auf der Suche nach einem geeigneteren Hautersatzmaterial kamen verschiedene Arbeitsgruppen zu dem Ergebnis, daß fetale Kalbshaut ein besonders günstiges Deckmaterial darstellt, aber in der klinischen Anwendung allein wegen seiner zu kurzen Lebensdauer anderem Material unterlegen ist. Wir stellten uns darum die Aufgabe, zu prüfen, ob nach dem derzeitigen Stand der Immunologieforschung eine Möglichkeit besteht, die Überlebenszeit der fetalen Kalbshauttransplantate zu verlängern. Hierfür erschien uns die Inkubation mit Nucleinsäuren als die den größten Erfolg versprechende Methode, zumal diese Vorbehandlung nicht in das Gesamtimmungeschehen eingreift und die normale immunologische Infektabwehr somit nicht beeinträchtigt wird.

Die von uns durchgeführten tierexperimentellen Untersuchungen an 170 Kaninchen und 12 Zwergschweinen sowie die klinischen Beobachtungen an 23 Patienten ergaben zusammenfassend folgende Ergebnisse:

1. Während die nicht mit Nucleinsäuren vorbehandelten frischen Kalbshauttransplantate eine mittlere Überlebenszeit von 12,5 ($\pm$1,0) Tagen erreichten, ließ sich bei den mit Nucleinsäuren vorbehandelten Transplantaten eine nahezu doppelt so lange Überlebenszeit feststellen, nämlich 25,2 ($\pm$1,8) Tage.

2. Ähnlich günstig lagen die Ergebnisse nach einer Konservierung der Transplantate über 24 und 48 Stunden. Nach einer 24stündigen Konservierung überlebten die nicht mit Nucleinsäuren inkubierten Transplantate 10,9 ($\pm$0,9) Tage, die mit Nucleinsäuren inkubierten Transplantate dagegen 19,2 ($\pm$1,4) Tage, so daß ein Unterschied von 8,3 Tagen in

der mittleren Überlebenszzeit zwischen den inkubierten und den Kontrolltransplantaten zu verzeichnen war. Nach einer Konservierung über 48 Stunden betrug der Unterschied 8,9 Tage: Transplantate ohne Vorbehandlung zeigten eine mittlere Überlebenszeit von 14,8 ($\pm$ 1,4) Tagen, Transplantate mit Nucleinsäuren-Vorbehandlung indessen eine solche von 23,7 ($\pm$ 1,1) Tagen. Die Differenz zwischen frischen Kalbshauttransplantaten und denen, die bis zu 48 Stunden konserviert wurden, erscheint somit als relativ gering, und dieser Tatsache kommt im Hinblick auf die klinische Verfügbarkeit große Bedeutung zu.

Nach einer Konservierung der Vollhauttransplantate über eine Woche ergab sich mit einem Mittelwert der Verlängerung des Transplantatüberlebens von 4,3 Tagen zwar noch ein signifikanter Unterschied in der Überlebenszeit unvorbehandelter und vorbehandelter Transplantate, doch ist dieser Effekt zu gering, als daß man diesen Transplantaten einen besonderen Wert für die klinische Anwendung zusprechen könnte.

3. Die vergleichenden Untersuchungen an unvorbehandelten und vorbehandelten Transplantaten aus verschiedenen Gestationszeiten bewiesen einerseits erneut die längere Überlebenszeit der mit Nucleinsäuren vorbehandelten Transplantate gegenüber den unvorbehandelten, andererseits bestätigten sie die Hypothese, daß sich bei Feten aus der jüngeren Gestationszeit die optimale Verlängerung der Transplantatlebensdauer erreichen läßt. Unter Berücksichtigung der mechanischen Widerstandsfähigkeit erwiesen sich jedoch die Transplantate von Kalbsfeten mit einer Scheitel-Steiß-Länge von 35 bis 45 cm als die am besten geeigneten, da auch bei diesen relativ dicken Transplantaten die Nucleinsäurenvorbehandlung eine noch hinreichende Verlängerung ihrer Überlebenszeit — wie oben im einzelnen angegeben — bewirkte.

4. Die histologischen und serologischen Untersuchungen, die in verschiedenen Zeitabständen nach Erst- und Zweittransplantationen durchgeführt wurden, um die immunologische Abwehrreaktion zu prüfen, erbrachten den Beweis, daß hier nach Ersttransplantationen — verglichen mit Hautallotransplantationen und Schweinehautxenotransplantationen — weder auffallende Entzündungs- und Abwehrreaktionen noch nennenswerte Antikörper in Erscheinung traten.

Nach Zweittransplantationen ließ sich dagegen bei der Komplementbindungsreaktion ein Anstieg der Antikörpertiterwerte feststellen, während der Gel-Doppeldiffusionstest nach Ouchterlony ebenso negativ verlief wie der lymphocytotoxische Test. Zweittransplantate unterlagen einer beschleunigten Abstoßung. Es trat also ein Second-set-Phänomen auf, das von einer verstärkten Zellinfiltration sowie von Hämorrhagien und Ödemen im Wundbett begleitet war. Im Vergleich zu ausgereiften Hautallotransplantaten war die Dauer der Transplantationsimmunität relativ kurz, denn die beschleunigte Abstoßung ließ sich nur innerhalb eines Zeitraumes von 3 Wochen nach Abstoßung der Ersttransplantate nachweisen.

Bei der klinischen Anwendung der fetalen Hautxenotransplantate bestätigten sich die im Tierversuch erzielten Resultate. Die mit Nucleinsäuren inkubierten Transplantate überlebten nach Übertragung auf die von Nekrosen freigelegten Wunden bis unmittelbar auf die Fascie über 21 Tage, während die nicht vorbehandelten Transplantate durchschnittlich 9 Tage überlebten. Es kam zu einer raschen Verminderung der Eiweiß-, Elektrolyt- und Flüssigkeitsverluste, zu einer Eindämmung der Wundinfektion, einer Entfieberung der Kranken — und das innerhalb weniger Stunden nach der Transplantation — sowie zu einem Rückgang der Symptome der Toxinämie. Der Wundboden erfuhr eine so günstige Vorbereitung für die nachfolgenden Autotransplantation, daß hierbei eine Anheilungsquote von 95% erzielt werden konnte. Bei den 7 Patienten mit schwersten Verbrennungen von 40 bis 70% der Körperoberfläche bei drittgradigen Schäden von 25 bis 55%, die mit fetalen Kalbshauttransplantaten behandelt wurden, ließ sich die Mortalitätswahrscheinlichkeit nach Bull u. Fisher um 20% verringern.

5. Vergleichende Versuche mit autogenen Netztransplantaten in Kombination mit fetalen Hautxenotransplantaten — nach deren Vorbehandlung mit Nucleinsäuren —, mit Kollagenfolien (Braun, Melsungen) und mit feuchten Verbänden nach dem konservativen Verfahren ermöglichten es, die unterschiedlichen Effekte des verschiedenen Deckmaterials hinsichtlich der Wundheilung und Wundschrumpfung aufzuzeigen. Die auf Grund klinischer Beobachtungen gewonnene Erfahrung, daß fetale Kalbshaut die Granulationsbildung stimuliert, ein Überschießen der Granulation jedoch verhindert, daß sie die Epithelisierung anregt und die Schrumpfungstendenz reduziert, konnte experimentell an einem geeigneten Modell nachgeprüft werden. Die bei den Studien an Zwergschweinen gewonnenen Resultate fanden bei Anwendung dieser Methode an 16 Patienten durch die dabei erzielten klinischen Ergebnisse ihre Bestätigung. Dank des guten Haftvermögens der fetalen Kalbshaut ließ sich durch die kombinierte Methode der Wunddeckung auch bei ausgedehnten Verbrennungen dritten Grades eine frühzeitige Substitution mit Eigenhaut bei gleichzeitigem vollständigen Verschluß der Wunde erreichen. Durch Vermeidung überschießender Granulationen und Verhinderung der Wundschrumpfung wurde zugleich ein gutes funktionelles und kosmetisches Endresultat erzielt.

Die Ergebnisse beweisen, daß diese neue Methode der Wundabdeckung zu besseren Erfolgen führt als die bislang angewandten Verfahren.

G. Literatur

Alexander, J. W., Moncrief, J. A.: Alterations of the immune response following severe themal injury. Arch. Surg. **93**, 75 (1966)

Allgöwer, M., Blocker, G.: Viability of skin in relation to various methods of storage. Tex. Rep. Biol. Med. **10**, 1 (1952)

Allgöwer, M., Blocker, G., Engley Jr., B. W. D: Some immunological aspects of auto- and homografts in rabbits, tested by in vivo and in vitro techniques. Plast. reconstr. Surg. **9**, 1 (1952)

Allgöwer, M., Siegrist, J.: Verbrennungen. Berlin-Göttingen-Heidelberg: Springer 1957

Altemeier, W. A., MacMillan, B. G.: The dynamics of infection in burns. Proceedings of the First Internat. Congr. on Research in Burns. Philadelphia: F. A. Davis 1962

Andina, F.: Die freien Hauttransplantationen einschließlich der Frage der Homo-Transplantation. Ergebn. Chir. Orthop. **38**, 177 (1953)

Andina, F.: Die freien Hauttransplantationen. Berlin-Heidelberg-New York: Springer 1970

Arturson, G.: Evaporation and fluid replacement. Transact. of the Third Internat. Congr. on Research in Burns, p. 520. Bern: Huber 1971

Artz, C. P., Becker, J. M., Lako, V., Bromwell, A. W.: Postmortem skin homografts in the treatment of extensive burns. Plast. reconstr. Surg. **17**, 492 (1956), Arch. Surg. **71**, 682 (1955)

Ashley, F. L., Sloan, R. F., Schwartz, A. N., Longmire, W. P., Stein, H.: Studies on mammalian homotransplants of skin. Tolerance induced with a pooled antigen in rats. Plast. reconstr. Surg. **22**, 462 (1958)

Ashley, F. L., McNall, E. G., Garcia, E. N., Sloan, R. F., Edwards, J. W.: Studies on mammalian homotransplants of skin. An attempt to induce tolerance across the placenta in rats with RNA and DNA. Amer. J. Surg. **98**, 217 (1959)

Ashley, F. L., McNall, E. G., Dutt, N. R., Garcia, E. N., Sloan, R. F.: The effects of nucleis acids on homograft tolerance. Ann. N.Y. Acad. Sci. **87**, 429 (1960)

Ashley, F. L., McNall, E. G., Sloan, R. F., Dutt, N. R.: Further studies on the effect of ribonucleic acid on homotransplantation tolerance. Plast. reconstr. Surg. **26**, 530 (1960)

Ashley, F. L., McNall, E. G., Sloan, R. F., Taylor, J., Garcia, E. N.: Studies on mammalian homotransplants of skin following thermal burns. Proceedings of the First Internat. Congr. on Research in Burns. Philadelphia: F. A. Davis 1962

Axelrod, A. E., Lowe, M.: Effect of ribonucleic acid extracts upon viability of skin homografts in the rat. Proc. Soc. exp. Biol. (N.Y.) **108**, 549 (1961)

Bach, F., Hirschhorn, K.: Lymphocyte interaction — a potential in vitro histo-compatibility test. Science **143**, 813 (1964)

Ballantyne, D. L., Converse, J. M.: Vascularization of composite auricular grafts transplanted to the chorio-allantoic membrane of the chick embryo. Transplant. Bull. 5, 373 (1958)

Ballantyne, D. L., Jr., Platt, J. M., Converse, J. M.: Comparative study of the vascularization of white grafts and typical second set skin homografts in the rat. Surg. Forum 14, 472 (1963)

Balner, H., Dersjant, H., Bekkum, D. W. van: Testing of antihuman lymphocyte sera in chimpanzees and monkeys. Symposion über klinische und immunologische Fragen der Organtransplantation, Bonn, 27./28. Mai 1968

Barker, D. E.: Homotransplantation of fetal skin. Arch. Path. 44, 166 (1947)

Bauer, K. H.: Homoiotransplantation von Epidermis bei eineiigen Zwillingen. Bruns' Beitr. klin. Chir. 141, 442 (1927)

Baxter, H., Entin, M. A.: Clinical study of the fate of homografts in man. Amer. J. Surg. 31, 285 (1951)

Baxter, H., Goldstein, M., McMillan, G. C.: Human fetal homo and heterografts. Plast. reconstr. Surg. 22, 1 (1959)

Bekkum, D. W. van, Putten, L. M. van, de Vries, M. J.: Anti-host reactivity and tolerance of the graft in relation to secondary disease in radiation chimeras. Ann. N.Y. Acad. Sci. 99, 550 (1962)

Bell, C. C., Jr., Haynes, B. W., Jr., Hume, D. M., Egdahl, R. H.: Clinical and experimental studies in fetal skin homografting. Surg. Forum 10, 857 (1959)

Ben-Hur, N., Solowey, A. C., Rapaport, F. T.: The xenograft rejection phenomenon. I. Response of the mouse to rabbit, guinea pig and rat skin xenografts. Israel J. med. Sci. 5, 1 (1969)

Ben-Hur, N., Solowey, A. C., Rapaport, F. T.: The xenograft rejection phenomenon. II. Response of the guinea pig to mouse, rat and rabbit skin xenografts. Israel J. med. Sci. 3, 322 (1969)

Billingham, R. E., Krohn, P. L., Medawar, P. B.: Effect of cortisone on survival of skin homografts in rabbits. Brit. med. J. 1, 1157 (1951)

Billingham, R. E., Krohn, P. L., Medawar, P. B.: Effect of locally applied cortisone acetate on survival of skin homografts in rabbits. Brit. J. 2, 1049 (1951)

Billingham, R. E., Medawar, P. B.: The technique of free skin grafting in mammals. J. exp. Biol. 28, 285 (1951)

Billingham, R. E.: Homografts. Birt. J. plast. Surg. 5, 1 (1952)

Billingham, R. E., Brent, L., Medawar, P. B.: „Actively acquired tolerance" of foreign cells. Nature 172, 603 (1953)

Billingham, R. E., Sparrow, E. M.: The effect of prior intravenous injections of dissociated epidermal cells and blood on the survival of skin homografts in rabbits. J. Embryol. exper. Morph. 3, 265 (1955)

Billingham, R. E., Brent, L., Medawar, P. B.: Actively acquired tolerance. Transplant. Bull. 1, 22 (1953), Ann. N.Y. Acad. Sci. 59, 409 (1955)

Billingham, R. E., Russell, P. S.: Studies on wound healing with special reference to the phenomenon of contracture in experimental wounds in rabbits skin. Ann. Surg. 144, 961 (1956)

Billingham, R. E., Brent, L., Medawar, P. B.: Quantitative studies on tissue transplantation immunity. III. Actively aquired tolerance. Phil. Trans. B 239, 357 (1956)

Billingham, R. E., Brent, L., Medawar, P. B.: Extraction of antigens causing transplantation immunity. Transplant. Bull 5, 377 (1958)

Billingham, R. E., Brent, L., Brown, J. B., Medawar, P. B.: Time of onset duration of transplantation immunity. Transplant. Bull. **6**, 410 (1959)

Billingham, R. E.: Transplantation: past, present and future. J. invest. Derm. **41**, 165 (1963)

Billingham, R. E., Barker, C. F.: Recent developments in transplantation immunology. Plast. reconstr. Surg. **44**, 20 (1969)

Binhold, J.: Homoiotransplantation menschlicher Haut unter besonderer Berücksichtigung der Blutgruppen. Dtsch. Z. Chir. **242**, 183 (1939)

Blandford, S. E., Jr., Garcia, F. A.: Case report: Successful homogenous skin graft in a severe burn using an identical twin donor. Plast. reconstr. Surg. **11**, 31 (1953)

Blocker, T. J., Jr., Washburn, W. W., Lewis, S. R., Blocker, V.: A statistical study of 1000 burn patients admitted to the plastic surgery service of the University of Texas Medical Branch. J. Trauma **1**, 409 (1961)

Blocker, T. G., Jr., Lewis, S. R., Kirby, E. J., Levin, W. C., Perry, J. E., Blocker, V.: The problem of protein disequilibrium following severe thermal trauma. Proceedings of the First Internat. Congr. on Research in Burns. Philadelphia: F. A. Davis 1962

Bohmert, H., Sollinger, H. W., Seinfeld, H., Brendel, W.: Deckung ausgedehnter Wundflächen durch Kombination von autogenen Netztransplantaten und fetalen Hautxenotransplantaten. Chir. plast. **1**, 72 (1971)

Bohmert, H., Seinfeld, H., Brendel, W., Sollinger, H. W.: Xenotransplantations comme pansement biologique des blessures. Med. et Hyg. (Geneve) **955**, 438 (1971)

Bohmert, H., Sollinger, H. W., Brendel, W.: Möglichkeiten der Immunsuppression bei Gewebetransplantationen: Symposium über Haut- und Gewebetransplantationen Innsbruck. Melsunger med. Mitt. **45**, 149 (1971)

Bohmert, H., Seinfeld, H., Brendel, W., Sollinger, H. W., Chaussy, C.: Fetale Kalbshaut mit Nukleinsäuren zur temporären Deckung großflächiger Verbrennungen dritten Grades. 1. Tagung der Vereinigung der Dtsch. Plast. Chirurgen, München, Kongreßbericht 1970. Stuttgart: G. Thieme (im Druck)

Bohmert, H., Seinfeld, H., Salzmann, G., Brendel, W., Sollinger, H. W.: Maschenlappen und Xenotransplantate zur Deckung ausgedehnter Verbrennungen. Langenbecks Arch. klin. Chir. **329**, 918 (1971)

Bohmert, H., Sollinger, H. W., Seinfeld, H., Chaussy, C., Brendel, W.: Heterologe Überdeckung von autologen Netztransplantaten. Kongreßbericht 12. Tagung Österr. Ges. Chir. Innsbruck 3.—5. 6. 1971, S. 489. Wien: Med. Akad. 1972

Bohmert, H., Bedacht, R., Mohr, K. U., Rueff, F. L.: Zur Frage der Behandlung schwerer Verbrennungen. Med. Welt **23**, 871 (1972)

Bohmert, H., Haas, W.: Frühkomplikationen bei schweren elektrischen Verbrennungen. 2. Tagung der Dtsch. Plast. Chirurgen, Ludwigshafen, Kongreßbericht 1971. Stuttgart: G. Thieme (im Druck)

Bondoc, C. C. et al.: Metabolic effects of 0,5 % $AgNO_2$. Therapy for extensive burns in children. Surg. Forum **18**, 475 (1966)

Borst, M., Enderlen, F.: Die Homoiotransplantation. Langenbecks Arch. klin. Chir. **99**, 54 (1909)

Boswick, J. A.: Mesh grafting of extensive burns. Transact. of the Third Internat. Congr. on Research in Burns, p. 303. Bern: H. Huber 1971

Brautbar, C., Nelken, D.: Accelerated rejection of rat allografts after the rejection of rabbit skin grafts. Clin. exp. Immunol. **2**, 691 (1967)

Brendel, W.: Grundlagen des Antilymphocytenglobulins und seine therapeutischen Möglichkeiten. Arzneimittel-Forsch. **20**, 191 (1970)

Brendel, W., Land, W.: Überraschende Ergebnisse durch intravenöse Therapie mit Antilymphozytenserum bei Organtransplantationen. Dtsch. med. Wschr. **93**, 2309 (1968)

Brendel, W., Pichlmayr, E.: Heterologe Antilymphozytenseren zur Immunsuppression bei Organtransplantationen. Dtsch. med. Wschr. **92**, 549 (1967)

Brent, L.: Tissue transplantation immunity. Progr. Allergy **5**, 271 (1958)

Brent, L., Brown, J. B., Medawar, P. B.: Skin transplantation immunity in relation to hypersensitivity. Lancet **2**, 561 (1958)

Brent, L., Brown, J. B., Medawar, P. B.: Skin transplantation immunity in relation to hypersensitivity reactions of the delayed type. In: F. Albert and P. B. Medawar (Eds.), Biological Problems of Grafting. A Symposium. Oxford: Blackwell 1959

Brent, L., Medawar, P. B., Ruschkiewicz, M.: Serological methods in the study of transplantation antigens. Brit. J. exp. Path. **42**, 464 (1961)

Brent, L., Medawar, P. B.: Quantitative studies on tissue transplantation immunity. V. The role of antiserum in enhancement and desensitization. Proc. roy, Soc. B. **155**, 392 (1962)

Brent, L., Medawar, P. B.: Tissue transplantation: A new approach to the „typing" problem. Brit. med. J. **2**, 269 (1963)

Bromberg, B., Chul Song, I., Mohn, M. P.: The use of pig skin as a temporary biologic dressing. Plast. reconstr. Surg. **36**, 80 (1965)

Brooke, M. S.: The effect of total body X-irradiation of the rabbit on the rejection of homologoues skin graft and on the immune response. J. Immunol. **88**, 419 (1962)

Brown, J. B.: Homografting of skin with report of succes in identical twins. Surgery **1**, 558 (1937)

Brown, J. B., McDowell, F.: Massive repairs of burns with thick split skin grafts, emergeney dressing with homografts. Amer. Surg. **115**, 658 (1942)

Brown, J. B., Fryer, M., Randall, P., Lu, M.: Postmortem homografts as biological dressing for extensive burns and denuded areas, immediate and preserved homografts as life saving procedures. Ann. Surg. **138**, 618 (1953)

Brown, R. B.: Transplantation of tissues. Trans. Coll. Phycns Philad. **23**, 57 (1955)

Brown, J. B., McDowell, F.: Skin grafting. Philadelphia: Lippincott 1958.

Buchan, A. C.: Experimental studies on the storage of skin the viability of human skin stored abave-freezing point. Brit. J. plast. Surg. **11**, 206 (1958)

Bürkle de la Camp, H.: Die Verbrennungskrankheit. H. Unfallheilk **71**, 20 (1962)

Buff, H. U.: Hautplastiken. Stuttgart: G. Thieme 1952

Bull, J. P., Fisher, A. J.: A study of mortality in a burn unit: a revised estimate. Ann. Surg. **139**, 269 (1954)

Burke, J. F., Bondoc, C. C.: Combined burn therapy utilizing immediate skin allografts an 0,5 % AgNO. Arch. Surg. **97**, 716 (1968)

Burke, J. F., Bondoc, C. C., Morris, P. J.: Metabolic Effects of AgNO 2 Therapy in Burns Covering More Than 15 % of the Body Surface. Ann. N.Y. Acad. Sci. **150**, 674 (1968)

Burke, J. F., Constable, J.: Systemic changes and replacement therapy in burns. J. Trauma **5**, 242 (1965)

Burnet, F. M., Fenner, F.: Geneties and immunology. Heredity **2**, 289 (1948)

Burnet, F. M., Fenner, F.: The Production of Antibodies. Melbourne: Macmillan 1949

Burnet, F. M.: Immunologic Tolerance. Transplant. Bull. **3**, 119 (1956)

Burri, C., Allgöwer, M.: Die toxische Wirkung steriler, verbrannter Haut bei Mäusen verschiedener Stämme. Schweiz. med. Wschr. **94**, 560 (1964)

Burrows, L., Muir, H., Mowbray, J. F.: Rejection of mouse autografts with a purified allogeneic RNA. Ann. N.Y. Acad. Sci. **129**, 250 (1966)

Caby, F.: Successful homotransplantation of skin from mother to daughter. Plast. reconstr. Surg. **10**, 14 (1952)

Calne, R. Y.: The rejection of renal homografts. Inhibition in dogs by 6 mercato-purine. Lancet **1**, 417 (1960)

Cannon, J. A.: The question of host adaptation versus graft adaptation in successful homografts. Transplant, Bull. **4**, 22 (1957)

Carrel, A.: Artificial activation of the growth in vitro of connective tissue. J. exp. Med. **17**, 14 (1913)

Ceppellini, R., Celada, F., Zanalda, A.: Study of the possible correlation between blood antigens and histocompatibility in man. Sixth Internat. Transpl. Conf. Ann. N.Y. Acad. Sci. **120**, 335 (1964)

Chambler, K., Batchelor, J. R.: Influence of defined incompatibilities and area of burn on skin — Homograft survival in burned subjects. Lancet **1**, 16 (1969)

Chamness, J., Kayes, J., Hershey, F. B., Traylor, F. A.: Enzymatic activity of banked skin. Surg. Forum **6**, 573 (1956)

Chardack, W. M., Martin, M. M., Jewett, T. C., Boyer, B. E.: Synthetic substitutes for skin. Plast. reconstr. Surg. **30**, 559 (1962)

Chase, R. M., Rapaport, F. T.: The bacterial induction og homograft sensitivity. I. Effect of sensitization with group A streptococci. J. exp. Med. **122**, 721 (1965)

Clarkson, P., Gorer, P.: Development in a burnt child of antibodies following skin homografts. Proc. roy. Soc. Med. **49**, 117 (1956)

Cohn, R., Oberhelman, H., Jr., Young, J., Holman, H.: A successful case of homo-transplantation of the kidney between identical twins. Amer. J. Surg. **102**, 344 (1961)

Colombany, J., Dausset, J.: Leucocyte surface antigens and skin homografts survival in man. Ann. N.Y. Acad. Sci. **120**, 307 (1964)

Contzen, H.: Materialtechnische Voraussetzungen und biologische Gewebsreaktion bei der Implantation von Kunststoffen. Bruns' Beitr. klin. Chir. **204**, 179 (1962)

Contzen, H.: Voraussetzungen, Möglichkeiten und Grenzen für den alloplastischen Gewebeersatz mit Kunststoffen. Chirurg. **36**, 529 (1965)

Converse, J. M., Duchet, G.: Successful homologeous skin grafting in a war burn, using an identical twin as donor. Plast. reconstr. Surg. **2**, 342 (1947)

Converse, J. M., Rapaport, F. T.: The vascularization of skin autografts and homo-grafts, an experimental study in man. Ann. Surg. **143**, 306 (1956)

Converse, J. M., Ballantyne, D. L., Rogers, B. O., Raisbeck, A. P.: A study of viable and nonviable skin grafts transplanted to the chorioallantoic membrane of the chick embryo. Transplant. Bull. **5**, 108 (1958)

Converse, J. M., Donald, L., Ballantyne, Jr., Woisky, J.: The vascularization of skin homografts and transplantation immunity. Ann. N.Y. Acad. Sci. **73**, 693 (1958)

Converse, J. M., Ballantyne, J.: Distribution of diphosphoyridine nucleotide dia-phorese in rat skin autografts and homografts. Plast. reconstr. Surg. **30**, 415 (1962)

Converse, J. M., Siegel, W. H., Ballantyme, D. L.: Studies in antigenic overloading with massive skin homografts in rats. Plast. reconstr. Surg. **31**, 9 (1963)

Converse, J. M., Rogers, B. O.: Symposia of the 1st, 2nd, 3rd, 4th, 5th and 6th International Tissue Homotransplantation Research Conferences. Ann. N.Y. Acad. Sci. **59**, 277 (1955), **64**, 735 (1957), **73**, 539 (1958), **87**, 1 (1960), **99**, 335 (1962)

Converse, J. M., Uhlschmid, G. K., Ballantyne, D. L., Jr.: Plasmatic circulation in skin grafts, the phase of serum imbibition. Plast. reconstr. Surg. **43**, 495 (1969)

Converse, J. M., Rapaport, F. T.: The development of tissues typing. Plast. reconstr. Surg. **44**, 9 (1969)

Couch, N. P., Murray, J. E., Dammin, J. G., Thomas, L. P.: The fate of the skin homograft in the chronically uremic patient. Surg. Forum **7**, 626 (1957)

Cox, P. A., Fredricks, S.: Successful homografting between identical twins. Plast. reconstr. Surg. **18**, 141 (1956)

Cramer, L. M., McCormack, R. M., Carrol, D. B.: Progressive partial excision and earl grafting in lethal burns. Plast. reconstr. Surg. **30**, 595 (1962)

Dammin, G., Couch, N. P., Murray, J. E.: Prolonged survival of skin homograft in uremic patients. Ann. N.Y. Acad. Sci. **64**, 967 (1957)

Dausset, J., Bre, F.: Identical nature of the leucocyte antigens detected in monozygotic twins by means of immune esoleucoagglutins. Nature **180**, 1430 (1957)

Dausset, J.: Immunohématologie des leucocytes. Biol. Pédiat. **66**, 29 (1958)

Dausset, J.: Iso-anticorps antileucocytaires et greffe. Rev. franç. Étud. clin. biol. **6**, 993 (1961)

Davis, D. A. L.: Chemical nature of mouse histocompatibility antigens. Nature **101**, 121 (1962)

Davis, J. S.: Plastic Surgery, its Principles and Practice. Philadelphia: B. Blakistons Son (1919)

Dempster, W. J., Lennox, B., Boag, J. W.: Prolongation of survival of skin homotransplants in the rabbit by irradiation of the host. Brit. J. exp. Path. **31**, 670 (1950)

Dempster, W. J.: The relationship between the antigens of skin and kidney of the dog. Brit. J. plat. Surg. **5**, 228 (1952)

Dempster, W. J.: Second set phenomenon. Brit. J. plast. Surg. **5**, 228 (1952)

Dobrkovsky, M., Dolezalova, J., Pavkova, L.: Immunological and biochemical changes in burns. Proceedings of the First Internat. Congr. on Research in Burns. Philadelphia: F. A. Davis 1962

Dobrkovsky, M., Malek, P., Zastava, V.: Evaluation of tissue destruction using the fluorescence of tetracycline antibiotics. Transact. of the Second Internat. Congr. on Research. in Burns, p. 287. Edinburgh: Livingstone 1966

Dogo, G.: Survival and utilisation of cadaver skin. Plast. reconstr. Surg. **10**, 10 (1952)

Dogo, G.: An Expermental and clinical study on the mechanism of skin homograft elimination. Plast. reconstr. Surg. **11**, 475 (1953)

Dogo, G.: Clinical and experimental research on burns: Treatment with homologous lyophilized skin. Proceedings of the First Internat. Congr. on Research in Burns, p. 9. Bethesda: F. A. Davis 1962

Douglas, B.: Homografts of fetal membranes as a covering for large wounds: especially those from burns. J. Tenn. med. Ass. **45**, 230 (1952)

Douglas, B., Conway, H., Starr, R. B., Joslin, D., Nieto-Cano, G.: The fate of homologous and heterologus chorionic transplants as observed by the transpatent tissue chamber technique in the mouse. Plast. reconstr. Surg. **13**, 125 (1954)

Dragstedt, L. R., Wilson, H.: A modified sieve graft, full thickness skin graft for covering large skin defects. Surg. Gynec. Obstet. **65**, 104 (1937)

Dumonde, D. C., Al-Askari, S., Lawrence, H. S., Thomas, L.: Microsomal fractions as transplantation antigens. Nature **198**, 598 (1963)

Eade, G. G.: The relationship between granulation tissue, bacteria and skin grafts in burned patients. Plast. reconstr. Surg. **22**, 42 (1958)

Eastwood, D. S.: Observations on skin heterografts in rats. Brit. J. plast. Surg. **14**, 160 (1961)

Egdahl, H. R., Warco, R. L.: Intradermal fluorescin test for homograft. Rejection period. Transplant. Bull. **3**, 152 (1956)

Egdahl, R. H.: Recent advances in the field of homologous transplants. Minn. Med. **39**, 665 (1956)

Egdahl, R. H., Good, R. A., Varco, R. L.: Studies in homograft and heterograft survival. Surgery **42**, 228 (1957)

Egdahl, R. H., Varco, L. R., Good, R. A.: Local reactions and lymph node response to skin heterografts between rabbits and rats. Int. Arch. Allergy **13**, 129 (1958)

Fischer, A.: The nature of growth-promoting substances in embryonic tissues. Acta physiol. scand. **3**, 54 (1941/42)

Fischer, J. C., Davis, R. C., Mannick, J. A.: Induction of tolerance to experimental skin allografts. Transact. of the Third. Internat. Congr. on Reserach in Burns, p. 354. Bern: H. Huber 1971

Friedman, E. A., Retan, J. W., Marshall, D. C., Henry, L., Merrill, J. P.: Accelerated skin graft rejection in humans pre-immunized with homologous leucocytes. J. clin. Invest. **40**, 2162 (1961)

Fujimonto, Y., Hosegawa, T., Watson, C. G., Brooks, J. R.: The role of lymphoid cells in homograft rejection: Circulating and cellular aspects. Transplantation **4**, 668 (1966)

Gardner, R. J., Preston, F. W.: Prolonged skin homograft survival in advanced cancer and cirrhosis of the liver, Surg. Gynec. Obstet. **115**, 399 (1962)

Garre, C.: Über die histologischen Vorgänge bei der Anheilung der Thierschschen Transplantationen. Bruns' Beitr. klin. Chir. **4** (1889)

Gell, P. G. H., Hinde, I. T.: Observations on the histology of the Arthus reaction and its relation to other known types of skin hypersensitivity. Int. Arch. Allergy **5**, 23 (1954)

Georgiev, G. P., Mantieva, V. L.: The Isolation of DNA-like RNA and ribosomal RNA from the nucleolo-chromosomal apparatus of mammalian cell. Biochim. biophys. Acta (Amst.) **61**, 153 (1962)

Gibson, T., Medawar, P. B.: The fate of skin homografts in man. J. Anat. (Lond.) **77**, 1 (1942)

Gibson, T.: Zoografting — A curious chapter in the history of plastic surgery. Brit. J. plast. Surg. **8**, 234 (1955)

Gibson, T.: Tissue Repair And Tissue Transplantation. Modern Trends In Plastic Surgery. London: Butterworths 1964

Gibson, T., Medawar, P. B.: Homografts. Modern trends in plastic surgery. London: Butterworths 1966.

Gillmann, T., Penn, J., Bronks, D., Roux, M.: Reactions of healing wounds and granulations tissue in man to auto-Thiersch, autodermal and homodermal grafts. Brit. J. plast. Surg. **6**, 153 (1953)

Gohrbrandt, E.: Bedeutung homoioplastischer Transplantate. Langenbecks Arch. klin. Chir. **273**, 451 (1963)

Gohrbrandt, E.: Homoio-, Hetero- und Alloplastik. Langenbecks Arch. klin. Chir. **279**, 14 (1954)

Goldstein, M., Baxter, H.: Fetal tissue homografts. Ann. N.Y. Acad. Sci. **73**, 564 (1958)

Good, R. A., Varco, R. S.: Studies on agammaglobulinemia. I. Successful homograft of skin in a child with agammaglobulinemia. J. A. M. A. **157**, 713 (1955)

Good, R. A., Martinez, C., Archer, O. K., Papermaster, B. W.: Role of the thymus in development of immunity. J. clin. Invest. **41**, 1361 (1962)

Gray, J. G., Russell, P. S.: Donor selection in human organ transplantation. Lancet **2**, 863 (1963)

Greene, H. S. N.: Attributes of embryonic tissues after growth and development in heterologous hosts. Cancer Res. **15**, 170 (1955)

Greene, H. S. N.: Compatibility and noncompatibility. Ann. N.Y. Acad. Sci. **59**, 311 (1955)

Griffiths, C. O.: Role of skin typing and other factors in the survival of skin homografts in man. Plast. reconstr. Surg. **42**, 328 (1968)

Groth, C. G., Porter, K. A., Daloze, M. B., Huguet, C., Smith, G. V., Brettschneider, L., Starzl, R. E.: Effect of ribonucleic acid perfusion on canine kidney and liver homograft survival. Surgery **64**, 31 (1968)

Guthy, E. A., Billote, J. B., Koumans, R. K. J., Burke, J. F.: Healing, vascularization and rejection of large free, full thickness skin grafts. Transact. of the Third Internat. Congr. on Research in Burns, p. 316. Bern: H. Huber 1971

Guttmann, R. D., Carpentier, C. B., Lindquist, R. R., Merrill, J. P.: An immunsuppressive site of action of heterologous antilymphocyte serum. Lancet **1**, 248 (1967)

Hacket, M. E., Batchelor, J. R.: The HL-A system and its importance for skin grafting in burned patients. Transact. of the Third Internat. Congr. on Research in Burns, p. 337. Bern: H. Huber 1971

Hagstrom, W. J., Jr., Nassos, T. P., Boswick, J. A. Jr., Stuteville, O. II.: The importance of occlusive dressings in the treatment of mesh skin grafts. Plast. reconstr. Surg. **38**, 137 (1966)

Hamburger, J., Vaysse, J., Crossnier, J., Auvert, J., Lalanne, C. M., Hopper, J.: Renal homotransplantation in man after radiation of the recipient. Amer. J. Med. **32**, 854 (1962)

Hamperl, H., Luhr, H.: Die Kollagenplombe. I. Implantation rekonstruierter Fasern. Klin. Wschr. **42**, 12 (1964)

Hasek, M., Lengerova, A., Vojtiskova, M.: Mechanisms of Immunological Tolerance. Czechoslovakish Academy of Science 1963

Helsinger, N., Helsinger, D.: Brephoplastic transplantation of skin. Case report. Transplant. Bull. **4**, 24 (1957)

Henry, L., Marshall, D. C., Friedman, E. A., Dammin, J. G., Merrill, J. P.: The rejection of skin homografts in the normal human subject. II. Histological findings. J. clin. Invest. **41**, 420 (1962)

Hermans, R. P.: Primary excision of full thickness burns up to 40% of body surface, followed by micro- or meshgrafts. Transact. of the Third Internat. Congr. on Research in Burns, p. 301. Bern: H. Huber 1971

Hernandez-Richter, J.: Über Heilung und Beeinflussung experimentell gesetzter Wunden durch lösliches Kollagen. Virchows. Arch. path. Anat. **339**, 198 (1965)

Hildman, W. H., Medawar, P. B.: Relationship between skin transplantation immunity and the formation of humoral isoantibodies in mice. Immunology 2, 44 (1959)

Hinshaw, J. R., Miller, E. R.: Histologic studies of skin autografts. Surg. Forum 14, 470 (1963)

Hogeman, K., Gustafson, G., Gunnar, B.: Ivalon surgical sponge used as temporary cover of experimental skin defects in rats. Acta chir. scand. 121, 83 (1961)

Holder, Th. M., Batchelor, R. J.: Antilymphocyte serum in burned mice. Transact. of the Third Internat. Congr. on Research in Burns, p. 357. Bern: H. Huber 1971.

Hübscher, W.: Beiträge zur Hautverpflanzung nach Thiersch. Bruns' Beitr. klin. Chir. 4, 395 (1838)

Jackson, D., Topley, E., Cason, J. S., Lowburny, E. J. L.: Primary excision and grafting of large burns. Ann. Surg. 152, 167 (1960)

Jackson, D.: The diagnosis of the depth of burning. Brit. J. Surg. 40, 588 (1953)

Jackson, D.: A clinical study of the use of skin homografts for burns. Brit. J. plast. Surg. 7, 26 (1954)

Jackson, D.: Extensive primary excision and grafting of deep burns. Proceedings of the First Internat. Congr. on Research in Burns, p. 9. Bethesda: F. A. Davis 1962

Jackson, D.: Extensive burns. Modern trends in plastic surgery. London: Butterworths 1964

Jensen, E., Stetson, C. A.: Humoral aspects of the immune response to homografts. J. exper. Med. 113, 785 (1961)

Jolley, W. R., Hinshaw, D. B., Peterson, M.: Basic studies on homograft acceptance including early clinical results. Amer. J. Surg. 112, 308 (1966)

Jones, P. F.: The behaviour of embryonic endocrine homografts. In: Preserration and Transplantation of Norm. Tissues. Edinburgh: J. A. Churchill 1954

Joppich, I., Ott, G., Wanke, M., Götze, V.: Deckung großflächiger Wunden durch Kombination von autoplastischen Mikrotransplantaten und alloplastischen Hautprothesen. Langenbecks Arch. klin. Chir. 322, 1017 (1968)

Kalina, J., Jezek, M.: The use of xenomaterial for the local burn care. Transact. of the Third Internat. Congr. on Research in Burns, p. 287. Bern: H. Huber 1971

Kandutsch, A. A.: Intracellular distribution and extraction of tumor homograft-enhancing antigens. J. Cancer Res. 20, 264 (1960)

Kapitchnikov, M. M., Ballantyne, D. L., Stetson, C. A.: Immunological reactions to skin homotransplantation in rabbits and rats. Ann. N.Y. Acad. Sci. 99, 497 (1962)

Kay, G. D.: Homologous skin grafts: factors affecting survival and a report illustrating prolonged survival. Canad. J. Surg. 2, 60 (1958)

Klen, R.: Preparation of chorion and for amnion grafts used in burns. Transact. of the Third Internat. Congr. on Research in Burns, p. 289. Bern: H. Huber 1971

Köhnlein, H. E.: Experimentelle Untersuchungen mit Schweinehautheterotransplantaten und bovinen Kollagenfilmtransplantaten. Langenbecks Arch. klin. Chir. 308, 1012 (1964)

Köhnlein, H. E.: Die Möglichkeiten der Homoio-, Hetero- und Allotransplantation bei der Behandlung von Schwerstverbrannten. H. Unfallheilk. 80, 134 (1965)

Köhnlein, H. E.: Experimentelle Testung von Kollagenfilm-Notverbänden. Langenbecks Arch. klin. Chir. 316, 580 (1966)

Köpp, F. H.: Plastische Deckung großflächiger Hautdefekte. Med. Mschr. 16, 246 (1962)

Kohn, J.: Problems of Ps. aerogenosa cross infection in a burns unit. Internationales Symposium für Verbrennungen. Stuttgart-New York: F. K. Schattauer 1969

Konulrap, H. Z.: Permanent take of homografts in a burned patient: case report. Tr. Internat. Soc. Plast. Surgeons, 2nd Congr. 1959, p. 475. Edinburgh: Livingstone 1960

Kooreman, P. J., Gaillard, P. J.: Therapeutic possibilities of grafting cultivated embryonic tissues in man. The parathyroid gland in eases of postoperative tetany. Arch. chir. 2, 326 (1950)

Koslowski, L., Hettich, R., Otten, W.: The influence of fibrinolysin in wound healing and skin loss after burns. Transact. of the Third Internat. Congr. on Research in Burns, p. 632. Bern: H. Huber 1971

Koumans, R. K. J., Burke, J. F.: Skin allografts and immunosuppression in the treatment of massive thermal injury. Surgery 66, 89 (1969)

Koumans, R. K. J., Billote, J. B., Guthy, E. A., Burke, J. F.: Complications in prolonged administration of anti-lymphocytic sera. Transact. of the Third Internat. Congr. on Research. in Burns, p. 349. Bern: H. Huber 1971.

Kretschmer, R. R., Perez-Tamayo, R.: The role of humoral antibodies in rejection of skin homografts in rabbits. J. exper. Med. 114, 509 (1961)

Lamke, L. O., Liljedahl, S. O., Körlof, B., Nylen, B.: Homografting in severe burns and its effect on evaporation and metabolism. Transact. of the Third Internat. Congr. on Research in Burns, p. 526. Bern: H. Huber 1971

Land, W.: Wege der Immunsuppression. Wiederbeleb. u. Organersatz 4, 49 (1967)

Largiader, F., Traebert, E., Senning, A., Humbel, R., Wegmann, W.: Retarded rejection of renal transplants pretreated with nuclei acids. Germ. med. Mth. 13, 607 (1968)

Largiadèr, F.: Organ-Transplantation. Stuttgart: G. Thieme 1970

Law, E. J., MacMillan, B. G., Altemeier, W. A.: The use of expansion meshed grafts in the acute and reconstructive management of thermal injuries. Transact. of the Third Internat. Congr. on Research in Burns, p. 1970. Bern: H. Huber 1971

Law, E. J., Nathan, P., MacMillan, B. G.: Clinical experience with porcine xenografts. Transact. of the Third Internat. Congr. on Research in Burns, p. 1970. Bern: H. Huber 1971

Lawrence, H. S.: The delayed type of allergic inflammatory response. Amer. J. Med. 20, 428 (1956)

Lawrence, H. S.: Similarities between homograft rejection and tuberculin type allergy: A review of recent experimental findins. Ann. N.Y. Acad. Sci. 64, 826 (1957)

Lawrence, H. S.: Homograft sensitivity, an expression of the immunologic origins and consequences of individuality. Physiol. Rev. 39, 811 (1959)

Lawrence, H. S., Rapaport, F. T., Converse, J. M., Tilett, W. S.: Transfer of delayed hypersensitivity to skin homografts with leucocyte extracts in man. J. clin. Invest. 39, 185 (1960)

Lawrence, H. S.: Histocompatibility testing. Washington, D.C. Nations Acad. of Sci. Nations Research Council. 141, 1229 (1965)

Lebeaupin, R., Guimbretiere, J., Mousseau, P. A., Mousseau, M.: Anti-lymphocyte autoantibody with autograft rejection in a brun patient. Recovery with antilymphocyte immunoglobulins. Transact. of the Third Internat. Congr. on Research in Burns, p. 346. Bern: H. Huber 1971

Lee, F.: Zoografting in a burn case. Boston med. surg. J. 103, 260 (1880)

Lehrfeld, J. W., Taylor, A. C., Converse, J. M.: Observations on second and third set skin homografts in the rat. Plast. reconstr. Surg. **15**, 74 (1955)

Lemperle, G.: Prolonged survival of skin allografts after incubation with recipient DNA or RNA. J. Surg. Res. **8**, 511 (1968)

Lemperle, G., Hauptmann, A., Michaelis, W., Wieczorek, U., Gaca, A.: Die Perfusion homologer Nieren mit Nucleinsäuren des Empfängers. Langenbecks Arch. klin. Chir. **322**, 1163 (1968)

Levine, B. B.: Studies on delayed hypersensitivity. I. Inferences on the comparative binding affinities of antibodies mediating delayed an immediate hypersensitivity reactions in the guinea pig. J. exp. Med. **121**, 873 (1965)

Lexer, E.: Über freie Transplantationen. Arch. klin. Chir. **95**, 827 (1911)

Lexer, E.: Homoplastik mit Epidermis. Dtsch. med. Wschr. **42**, 1531 (1916) u. Münch. med. Wschr. **63**, 1162 (1916)

Lexer, E.: Die freien Transplantationen — Teil I. Neue deutsche Chirurgie Bd. 26 a. Stuttgart: F. Enke 1919

Lexer, E.: Die freien Transplantationen — Teil II. Neue deutsche Chirurgie, Bd. 26 b. Stuttgart: F. Enke 1924

Lexer, E.: 20 Jahre Transplantationsforschung. Langenbecks Arch. klin. Chir. **251**, 138 (1925)

Lexer, E.: Die gesamte Wiederherstellungschirurgie. Leipzig: J. Ambr. Barth 1931

Liljedahl, D. D., Gemzell, C. A., Plantin, L. W., Birke, G.: Effect of human growth hormone in patients with severe burns. Acta chir. scand. **122**, 1 (1961)

Loeb, L.: Transplantation der Haut des Meerschweinchens in Tiere verschiedener Species. Arch. Entwickl.-Mech. Org. **27**, 73 (1909)

Loeb, L.: The biological basis of individuality. Physiol. Rev. **10**, 547 (1930)

Loeb, L.: The Biological Basis of Individuality. Springfield/Ill.: Ch. C. Thomas 1945

Loeb, L.: Organismal differentials and organ differentials. Proc. nat. Acad. Sci. (Wash.) **39**, 127 (1953)

Lowe, M. L., Axelrod, A. E.: Studies on specificity of action of ribonucleic acid extracts upon fiability of skin homografts in the rat. Transplantation **2**, 82 (1964)

MacMillan, B. G., Altemeier, W. A.: Massive Excision of the Extensive Burn. Proceedings of the First Internat. Congr. on Research in Burns, p. 331. Philadelphia: F. A. Davis 1962

Main, J. M., Prehn, R. T.: Successful skin homografts after the administration of high dosage X-radiation and homologous bone marrow. J. nat. Cancer Inst. **15**, 1023 (1955)

Makewuin, H. E.: Zur Frage der Heteroplastik. Zbl. Chir. **39**, 1226 (1912)

Marshall, D. C., Friedman, E. A., Goldstein, D. P., Henry, L., Merrill, J. P.: The rejection of skin homografts in the normal human subject. Part I. Clin. Observ. J. clin. Invest. **41**, 411 (1962)

Martin, M. M., Boyer, B. E.: The use of synthetic skin in lieu of homografts in the treatment of extensive third-degree burns. J. Trauma **3**, 87 (1963)

Martin, M. M., Boyer, B. E., Chardack, W. M., Santomauro, A. P.: Synthetic skin in lieu of homografts in the treatment of extensive third degree burns further observations. Trans. Int. Congr. Plast. Surg. **3**, 163 (1964)

Matthews, D. N.: Storage of skin for autogenous grafts. Lancet **1**, 175 (1945)

Maurer, P. H.: The cross-reactions between albumins of different species and gamma globulins of different species. J. Immunol. **72**, 119 (1954)

McGregor, J. A.: The vascularisation of homografts of human skin. Brit. J. plast. Surg. **7**, 331 (1955)

Medawar, P. B.: Notes on the problem of skin homografts. Bull. War Med. **4**, 1 (1943)

Medawar, P. B.: Behavior and fate of skin autografts and homografts in rabbits. J. Anat. **78**, 176 (1944), **79**, 157 (1945)

Medawar, P. B.: The experimental study of skin grafts. Brit. med. Bull. **3**, 79 (1945)

Medawar, P. B.: Immunity of homologous grafted skin. I. The suppression of cell division in grafts transplanted to immunized animals. Brit. J. exp. Path. **27**, 9 (1946)

Medawar, P. B.: Immunity to homologous grafted skin. II. The relationship between the antigens of blood and skin. Brit. J. exp. Path. **27**, 15 (1946)

Medawar, P. B.: Immunity to homologous grafted skin. III. The fate of skin homografts transplanted to the brain, to subcutaneous tissue, and to the anterior chamber of the eye. Brit. J. exp. Path. **29**, 58 (1948)

Medawar, P. B.: General problems of immunity. In: Wolstenholme, G. E. W., Cameron, M. P., and Etherington, J. (Eds.): Preservation und Transplantation of Normal Tissues. Ciba Foundation Symposium. Boston: Little, Brown & Co. 1954

Medawar, P. B.: The immunology of transplantation. The Harvey Lectures. Serie **52**, Acad. 144, (1956/57)

Meek, C. P.: Successful microdermagrafting using the Meek-wall microdermatome. Amer. J. Surg. **96**, 557 (1958)

Meeker, W., Condie, R., Weiner, D., Varco, R. L., Good, R. A.: Prolongation of skin homograft survival in rabbits by 6 mercaptopurine. Proc. Soc. exp. Biol. (N.Y.) **102**, 459 (1959)

Merrill, J. P., Friedman, E. A., Wilson, R. E., Marshall, D. C.: The production of "delayed type" cutaneous hypersensitivity to human donor leucocytes as a result of the rejection of skin homografts. J. clin. Invest. **40**, 631 (1961)

Miller, D. G., Lizardo, J. G., Snyderman, R. K.: Homologous skin transplantation in patients with lymphomatous disease. J. nat. Cancer Inst. **26**, 569 (1961)

Miller, J. F. A. P.: Immunological function of thymus. Lancet **2**, 748 (1961)

Miller, T. A., Switzer, W. E., Foley, F. D., Moncrief, J. A.: Early homografting of second degree burns. Plast. reconstr. Surg. **40**, 117 (1967)

Moyer, C., et al.: Treatment of large human burns with 0,5% AgNO 2 solution. Arch. Surg. **99**, 812 (1965)

Müller, L.: Ein Fall gelungener Überpflanzung fetaler Haut. Berl. klin. Wschr. **58**, 607 (1921)

Murray, J. E., Merrill, P. J., Dammin, G. J., Dealy, J. B., Walter, C. W., Brooke, M. S., Wilson, R. E.: Study on transplantation immunity after total body irradiation: clinical and experimental investigation. Surgery **48**, 272 (1960)

Needham, J.: Biochemistry and Morphogenesis. London: Cambridge University Press 1959

Nelken, D., Gurevitch, J., Neuman, Z.: A und B antigens in the human epidermis. J. clin. Invest. **36**, 749 (1957)

Niu, M. C.: The mode of action of ribonucleic acid. Develop. Biol. **7**, 379 (1963)

Noesske, K.: Klinische und histologische Studien über Hautverpflanzung, besonders über Epithelaussaat. Dtsch. Z. Chir. **83**, 214 (1906)

Nossal, G. J. V.: Immunological Advances in Relation to Tissue Grafting. Surg., p. 687. Sydney: Butterworths 1971

Nossal, G. J. V.: Die Regulation der Immunantwort. Klin. Wschr. **47**, 11 (1969)

Nylen, B., Wallenius, G.: The protein loss via exudation from burns and granulating wound surfaces. Acta chir. scand. **122**, 97 (1961).

Ollier, L.: Greffes cutanées ou autoplastiques. Bull. Acad. Méd. (Paris) **1**, 243 (1872)

Ott, G.: Hautprothesen. Ergebnisse der Chirurgie und Orthopädie. Berlin- Heidelberg-New York: Springer 1970

Padgett, E. C.: Calibrated intermediate skin grafts. Surg. Gynec. Obstet. **69**, 799 (1939)

Pappas, A. M., Hyatt, G. W.: The evaluation of collagen film applied to skin defects in mice. Surg. Forum **10**, 844 (1959)

Patterson, J. B.: One in a million: homografting between identical twins: a case report. Plast. reconstr. Surg. **25**, 510 (1960)

Peer, L. A.: Tissue Transplantation. Baltimore: Williams & Wilkins Co. I 1955

Peer, L. A.: Tissue Transplantation. Baltimore: Williams & Wilkins 1959

Peer, L. A.: Behavior of skin grafts interchanged between parents and infants. Transplant. Bull. **4**, 109 (1957)

Peer, L. A., Walia, J. S., Pullen, R. J.: Skin and cartilage homografts: New trends in research and clinical use. J. Int. Coll. Surg. **34**, 353 (1960)

Peer, L. A., Walia, I. S., Pullen, R.: Observations on partial tolerance to skin homografts in man. Transplant. Bull. **26**, 115 (1960)

Prehn, R. T., Main, J. M.: Number of mouse histocompatibility genes involved in skin grafting from Strain BALB/cán to Strain DNA/2. J. nat. Cáncer Inst. **20**, 207 (1958)

Race, R. R., Sanger, R.: "Blood groups in man." Oxford: Blackwell Science Publ. 46, 47, 49, 53 (1962)

Randall, P. E., McDowell, J., Brown, B.: An experimental method for the study of skin homografts. Surg. Forum **3**, 455 (1952)

Rapaport, F. T., Converse, J. M.: Observations on immunological manifestations of the homograft rejection phenomenon in man, the recall flare. Ann. N.Y. Acad. Sci. **64**, 836 (1957)

Rapaport, F. T., Converse, J. M.: The immune response to multiple set skin homografts, an experimental study in man. Ann. Surg. **147**, 273 (1958)

Rapaport, F. T., Converse, J. M., Lawrence, H. S.: The specificity of skin homograft rejection in man. Ann. N.Y. Acad. Sci. **87**, 217 (1960)

Rapaport, F. T., Lawrence, H. S., Pappagianis, D., Smith, C. E.: Transfer of delayed hypersensitivity to coccidioidin in man. J. Immunol. **84**, 358 (1960)

Rapaport, F. T., Thomas, L., Converse, J. M., Lawrence, H. S.: Variations in the specificity of skin homograft reactions in man. Fed. Proc. **20**, 36 (1961)

Rapaport, F. T., Lawrence, H. S., Thomas, L., Converse, J. M.: Biological properties of leucocyte fractions in the induction and detection of skin homograft sensitivity in man. Fed. Proc. **21**, 40 (1962)

Rapaport, F. T., Lawrence, H. S., Thomas, L., Converse, J. M., Tillett, W. S., Mulholland, J. H.: Cross, reactions to skin homografts in man. J. clin. Invest. **41**, 2166 (1962)

Rapaport, F. T., Lawrence, H. S., Converse, J. M., Mulholland, J. H.: Leucocyte fractions as transplantation antigens in man. Surg. Forum **14**, 146 (1963)

Rapaport, F. T., Converse, J. M., Horn, L., Ballantyne Jr., D. L., Mulholland, J. H.: Altered reactivity to skin homografts in severe thermal injury. Ann. Surg. **159**, 390 (1964)

Rapaport, F. T., Converse, J. M.: Skin transplantation immunity in man. In: Reconstruction Plastic Surgery. Philadelphia-London: W. B. Saunders 1964

Rapaport, F. T., Chase Jr., R. M.: Transplantation antigen like activity of streptococcal cells. Proceedings second Internat. Conf. and Workshop on Histocompatibility Testing, University of Leiden 1965

Rapaport, F. T., Chase, R. M.: The induction of homograft sensitivity with bacterial antigens. Vox Sang. (Basel) **11**, 345 (1965)

Rapaport, F. T., Kano, K., Milgram, F.: Heterophile antibody and allografts. Lancet **11**, 1131 (1966)

Rapaport, F. T., Dausset, J.: Human transplantation. New York-London: Grune & Stratton 1968

Rappaport, I., Pepino, A. T., Dietrick, W.: Early use of xenografts as a biologic dressing in burn trauma. Amer. J. Surg. **120**, 144 (1970)

Raven, T. F.: Skin grafting from the pig. Brit. med. J. **1**, 623 (1877)

Reemtsma, K., Wiliamson, W. E., Iglesias, F., Pena, E., Sayegh, S. F., Creech Jr., O.: Studies in homologous canine heart transplantation: Prolongation of survival with a folic acid antagonist. Surgery **52**, 127 (1962)

Rehn, J., Koslowski, L.: Die Verbrennungskrankheit. Vorträge aus der praktischen Chirurgie, H. 57. Stuttgart: F. Enke 1960

Reverdin, J. L.: Greffe epidermique. Bull. Soc. Chirurgie Paris 2 s **10**, 493, 511 (1869)

Reverdin, J. L.: Sur la greffe épidermique. Acad. Sci. (Paris) **73**, 1280 (1871)

Reverdin, J. L.: De la greffe épidermique. Arch. gén. Méd. **19**, 276, 555, 703 (1872)

Reverdin, A.: Transplantation de peau de grenouille sur des plaies humaines. Arch. Méd. exp. **4**, 13 (1892)

Ribbert, A.: Über Veränderungen transplantierter Gewebe. Arch. Entwickl.-Mech. Org. **6**, 131 (1897)

Rogers, B. O.: The problem of homografts. Plast. reconstr. Surg. **5**, 269 (1950)

Rogers, B. O.: Guide and *Bibliography* for Research into the Skin Homograft Problem. Plast. reconstr. Surg. **7**, 169 (1951)

Rogers, B. O., Converse, J. M., Taylor, A. L., Campbell, R. M.: The eosinophile in skin homografting. Proc. Soc. exp. Biol. (N.Y.) **82**, 523 (1953)

Rogers, B. O.: A review of the conference on relation of immunology to tissue homotransplantations. Plast. reconstr. Surg. **14**, 261 (1954)

Rogers, B. O.: Rejection of reciprocal skin homografts by dicygotic human twins. Transplant. Bull. **2**, 100 (1955)

Rogers, B. O., Allen, G.: Intolerance of dizygotic human twins to reciprocal skin homografts. Science **122**, 158 (1956)

Rogers, B. O.: The genetics of skin homotransplantation in the human. Ann. N.Y. Acad. Sci. **64**, 741 (1957)

Rogers, B. O.: The use of skin homografts to differentiate between monozygotic and dizygotic human twins. Tr. Internat. Society of Plastic Surgeons, p. 480. Baltimore: Williams & Wilkins 1957

Rogers, B. O., Converse, J. M., Silvetti, A. N.: Preliminary studies on bovine embryo skin grafts. Transplant. Bull. **4**, 24 (1957)

Rogers, B. O., Converse, J. M.: Bovine embryo skin zoografts as temporary biologic dressings for burns and other skin defects. Plast. reconstr. Surg. **22**, 471 (1958)

Rogers, B. O.: The problem of homografts. Plast. reconstr. Surg. **5**, 269 (1950) Bibliography of skin homotransplantation. Plast. reconstr. Surg. **22**, 407 (1958)

Rogers, B. O.: Transplantation of Skin. Chapter 3. V.II. In: Peer, L. A. (Ed.): Transplantation of Tissues, p. 73, 1959. Baltimore: Williams & Wilkins 1959.

Rogers, B. O.: Historical development of free skin grafting. Surg. Clin. N. Amer. **39**, 289 (1959)

Rogers, B. O.: A remarkable pioneer in tissue and organ transplantation. Plast. reconstr. Surg. **24**, 380 (1959)

Rogers, B. O., Raisbeck, A. P., Ballantyne Jr., D. L., Converse, J. M.: The gentics of skin homografting in rats between brothers, sisters, parents and grandparents. Trans. Internat. Soc. Plastic Surgeons, p. 421. Edinburgh and London: E. & S. Livingstone 1960

Rogers, B. O.: Genetics of transplantation in humans. Dis. nervous Syst. Suppl. **24**, 3 (1963)

Rolle, G. K., Taylor, A. C., Charipper, H. A. A.: A study of vascular changes in skin grafts in mice and their relationship to homograft breakdown. J. coll. comp. Physiol. **53**, 215 (1959)

Salisbury, R. B.: Use of the mesh skin graft in treatment massive casualty wound. Plast. reconstr. Surg. **40**, 161 (1967)

Scales, J. T.: Tissue reactions to synthetic materials. Acta orthop. scand. **27**, 13 (1957)

Scales, J. T.: Tissue reactions to synthetic materials. Proc. roy. Soc. Med. **46**, 647 (1953)

Schoene, G.: Transplantationsversuche mit artgleichen und artfremden Geweben. Dtsch. med. Wschr. **37**, 908 (1911)

Schoene, G.: Über Transplantationsimmunität. Münch. med. Wschr. **59**, 457 (1912)

Schoene, G.: Austausch normaler Gewebe zwischen blutverwandten Individuen. Bruns' Beitr. klin. Chir. **99**, 233 (1916)

Schuster, H., Schramm, G., Zillig, W.: Die Struktur der Ribonukleinsäure aus Tabakmosaikvirus. Z. Naturforsch. **11b**, 339, 345 (1956)

Seinfeld, H., Brendel, W.: Transplantation ohne Immunsuppression. Langenbecks Arch. klin. Chir. **322**, 1173 (1968)

Seinfeld, H., Brendel, W., Bohmert, H.: Nucleic acids as immuno-suppressive adjuvant in xenogeneic grafts for extensive burns. Transact. of the Fifth Internat. Congr. of Plast. reconstr. Surg., p. 717. Sydney: Butterworths 1971

Seinfeld, H., Brendel, W., Bohmert, H.: Fetal calf skin and nucleic acids in the surgical treatment of extensive burns. Transact. of the Third. Internat. Congr. in Burns, p. 277. Bern: Huber 1971

Seinfeld, H., Brendel, W.: Prolonged function of xenogenic kidneys after perfusion with an unspecific RNA. Europ. Surg. Res. **1**, 219 (1969)

Seinfeld, H., Sitzberger, V., Chaussy, Chr., Sollinger, H. W., Schmidt-Mende, M., Brendel, W.: Vascular changes due to exogenous nucleic acids in canine kidney allografts. (In preparation)

Sell, K. W., Hyatt, G. W., Gresham, R. B.: The status of the freeze, dried skin homograft in the severely burned patient. Res. in Burns **9**, 351 (1962)

Sevitt, S.: Pathology of burns. Transact. of the Third Internat. Congr. on Research in Burns, p. 426. Bern: H. Huber 1971

Shuck, J. M., Pruitt Jr., B. A., Moncrief, J. A.: Homograft skin for wound coverage: A study in versatility. Arch. Surg. **98**, 472 (1969)

Shuck, J. M., Pruitt Jr., B. A., Moncrief, J. A.: Multiple uses of cadaver homograft skin in burned patient. Transact. of the Third Internat. Congr. on Research in Burns, p. 1970. Bern: H. Huber 1971

Shuck, J. M.: The use of homografts in burn therapy. Surg. Clin. N. Amer. **50**, 6 (1970)

Silverstein, A. M., Parshall Jr., Ch. J.: Immunologic naturation in utero: Kinetics of the primary antibody response in the fetal lamb. Science **154**, 1675 (1966)

Silvetti, A. H., Cotton, C., Vyrne, R. J., Berrian, J. H., Fernandez Mendez, A.: Preliminary experimental studies of bovine embryo skin grafts. Transplant. Bull. **4**, 25 (1957)

Simonsen, M.: The impact on the developing embryo and newborn animal of adult homologous cells. Acta path. microbiol. scand. **40**, 480 (1957)

Simonsen, M.: Graft versus host reactions. Progr. Allergy **6**, 349 (1962)

Skoog, T.: An experimental and clinical investigation of the effect of low temperature on the viability of excised skin. Plast. reconstr. Surg. **14**, 403 (1954)

Snell, G. D.: The homograft reaction. Ann. Rev. Microbiol. **11**, 445 (1957)

Snell, G. D.: The genetics of transplantation. Ann. N.Y. Acad. Sci. **69**, 555 (1957)

Snyderman, R. K., Rogers, B. O., Allen, G.: Additional confirmation of rejection of reciprocal skin homografts by dizygotic human twins. Transplant.Bull. **3**, 93 (1956)

Snyderman, R. K.: Prolonged survival of fetal and adult skin homografts. S. Clin. N. Amer. **39**, 501 (1959)

Snyderman, R. K., Miller, D. G., Lizardo, J. G.: Prolonged skin homograft and heterograft survival in patients with neoplastic disease. Plast. reconstr. Surg. **26**, 373 (1960)

Sokolic, J. H., Farpour, A., Ulin, A. W., Howard, J.: The use of heterograft skin as a biological dressing. Surg. Forum **10**, 487 (1959)

Song, I. C., Bromberg, B. E.: Pig skin biological dressings on burn wounds. Transact. of the Third Internat. Congr. of Research in Burns, p. 285. Bern: H. Huber 1971

Sparrow, E. M.: Behavior of skin autografts and skin homografts in the guinea pig, with special reference to the effect of cortisone acetate and ascorbic acid on the homograft reaction. J. Endocrinol. **9**, 101 (1953)

Sparrow, E. M.: The effect of cortisone alcohol and ACTH on skin homografts in the guinea pig. J. Endocr. **11**, 57 (1954)

Starzl, T. E., Butz, G. W.: Surgical physiology of the transplantation of tissues and organs. Surg. Clin. N. Amer. **42**, 55 (1962)

Starzl, T. H., Groth, C. G., Brettschneider, L., Smith, G. V., Penn, I., Kashiwagi, N.: Perspectives in Organ Transplantation. Antibiotica et Chemotherapia **15**, 349. Basel-New York: S. Karger 1969

Sterling, J. A.: Amniotic membrane for use as dressing in denuded areas caused by flame burn. Transplant. Bull. **2**, 149 (1955)

Stetson Jr., C. A., Demopoulos, R.: Reactions of skin homografts with specific immune sera. Ann. N.Y. Acad. Sci. **73**, 687 (1958)

Stimpfling, J. H.: Genetics of tissue transplantation in mice and men. J.A.M.A. **177**, 484 (1961)

Stimpfling, J. H., Snell, G. D.: Histocompatibility genes and some immunogenetic problems. Proc. Int. Symp. Tiss. Transplant., p. 37. Santiago University 1962

Straatsma, B.: Clinical aspects of embryological skin development. Plast. reconstr. Surg. **4**, 376 (1949)

Switzer, W. E.: The use of canine heterografts in the therapy of thermal injury. J. Trauma **6**, 391 (1966)

Switzer, W. E.: Use of homografts. J. Trauma **7**, 79 (1967)

Talaat, H.: Complications of extensive burns. Transact. of the Third Internat. Congr. on Research in Burns, p. 470. Bern: H. Huber 1971

Taliaferro, W. H., Taliaferro, L. G.: Effect of x-rays on immunity. J. Immunol. **66**, 181 (1951)

Tanner, J. C., Vandeput, J., Oiley, J. F.: The mesh skin graft. Plast. reconstr. Surg. **34**, 287 (1964)

Tanner, J. C., Jr., Shea, Jr., P. C., Bradley, W. H., Vandeput, J. J.: Large-mesh skin grafts. Plast. reconsfr. Surg. **44**, 504 (1969)

Taylor, A. C., Lehrfeld, J. W.: Determination of survival time of skin homografts in the rat by observation of vascular changes in the graft. Plast. reconstr. Surg. **12**, 423 (1953)

Taylor, A. C., Lehrfeld, J. W.: Determination of survival time of skin homografts in the rat by observation of vascular changes in the graft. Plast. reconstr. Surg. **13**, 6 (1953)

Taylor, P. H., Moncrief, J. A., Switzer, W. E., Rose, R. L., Pugsley, L. Q.: Ivalon as a cover for excised burn wounds. An evaluation. Arch. Surg. **86**, 250 (1963)

Teir, H., Kiljunen, A., Putkonen, T.: Effect of parenterally applied skin extracts on wound healing in the white rat. Ann. Chir. Gynaec. **40**, 51 (1951) .

Teir, H., Kiljunen, A., Putkonen, T.: Existence of growth-promoting factor in the skin of the white rat. Ann. Chir Gynaec. Fenn. **40**, 61 (1951)

Terasaki, P. I., Cannon, J. A., Longmire, W. D.: Antibody response to homografts. Plast. reconstr. Surg. **25**, 415 (1960)

Terasaki, P. I., Champerlein, C. C.: Antibody response to homografts—cytotoxic effects upon lymphocytes as measured by time-lupe cinematography. Ann. N.Y. Acad. Sci. **87**, 258 (1960)

Terasaki, P. I., Chamberlain, C. C.: Destruction of epidermal cells in vitro by autologous serum from normal animals. J. exp. Med. **115**, 439 (1962)

Terakasi, P. I., McClelland, J. D.: Antibody response to homografts. J. exper. Med. **117**, 675 (1963)

Thiersch, C.: Über die feineren anatomischen Veränderungen bei Aufheilung von Haut auf Granulationen. Langenbecks Arch. klin. Chir. **17**, 318 (1874)

Timpl, R.: Immunbiologische Grundlagen des Gewebeersatzes. — Die antigenen Eigenschaften des Kollagens. Langenbecks Arch. klin. Chir. **327**, 1083 (1970)

Tooland, H. W.: Continued growth of various embryo homografts in cortisone-treated adults, and of young embryo skin in non-treated hosts. Transplant. Bull. **4**, 107 (1957)

Träbert, E., Largiadèr, F., Wegmann, W.: Verzögerte Abstoßung von Nieren-Homotransplantaten nach In-vitro-Konditionierung. Bruns' Beitr. klin. Chir. **217**, 160 (1969)

Uhlschmid, G., Largiadèr, F.: Konditionierung von Allotransplantaten mit Ribonucleinsäuren. Helv. chir. Acta **1/2**, 270 (1970)

Van Rood, J. J., Van Leeuwen, A., Bosch, L. T.: Leucocyte antigens and transplantation immunity. In: Proceedings 8th Congress European Society of Haematologist, Vienna, p. 199. Basel: S. Karger 1962

Van Rood, J. J., Van Leeuwen, A.: Leucocyte grouping. A method and its applications. J. clin. Invest. **42**, 1382 (1962)

Van Rood, J. J., Van Leeuwen, A., Fredericks: Relationship of leucocyte groups to tissue transplantation in man. Ann. N.Y. Acad. Sci. (In press 1964)

Walford, R.L.: Leucocyte antigens and antibodies. New York: Grune & Stratton 1960

Walford, R. L., Anderson, R. E., Carter, P. K., Mihajlovic, F.: Leucocyte antibodies in inbred strains of guinea pigs following first- and secondset skin homografts. J. Immunol. **89**, 427 (1962)

Walford, R. L., Gallagher, R., Sjaarda, J. R.: Serologic typing human lymphocytes with immune serum obtained after homografting. Science **144**, 868 (1964)

Walker, J. L., Mason, Jr., A. D.: A standard animal burn. J. Trauma **8**, 6 (1968)

Wallace, A. B., Warren, J. V., Sread, Jr., E. A.: The Treatment of Burns. London: Oxford University Press 1941

Wallace, A. B. u. Mitarb.: The treatment of shock with concentrated human serum albumin. J. clin. Invest. **23**, 506 (1944)

Wallace, A. B.: Treatment of burns, a return to basic principles. Brit. J. plast. Surg. **2**, 232 (1949)

Wallace, A. B.: Prevention of burns. Proceedings of the First Internat. Congr. on Research in Burns, p. 9. Philadelphia: F. A. Davis 1962

Wallach, D. F. H., Hager, E. B.: Association of cell surface antigens with microsomal membrane fractions drived from Ehrlich ascites carcinoma cells. Nature **196**, 1004 (1962)

Wanke, M., Grözinger, K. H.: Kollagenfolien als temporärer Hautersatz. Klinische und patho-anatomische Untersuchungen. Klin. Wschr. **43**, 975 (1965)

Wanke, M.: Kollagen-Schaumfolien als temporärer Hautersatz. Mschr. Unfallheilk. **69**, 501 (1966)

Wanke, M., Ott, G.: Erfahrungen zum temporären Hautersatz mit Dreischicht Kollagenfolien. Zbl. Chir. **92**, 1145 (1967)

Warner, N. L., Szenberg, A., Burnet, F. M.: The immunological role of different lymphoid organs in the chicken. Aust. J. exp. Biol. med. Sci. **49**, 373 (1962)

Waugh, W. G.: Experiments in wound healing. Brit. Med. J. **1**, 249, 263 (1940)

Webster, J. P.: Refrigerated skin grafts. Ann. Surg. **120**, 431 (1944)

Wilson, R. E., Henry, L., Merrill, J. P.: A model system for determining histocompatibility in man. J. clin. Invest. **42**, 1497 (1963)

Woodruff, M. F. A., Allan, T. M.: Blood groups and the homograft problem. Brit. J. plast. Surg. **5**, 238 (1953)

Woodruff, M. F. A., Lennox, B.: Reciprocal skin grafts in a pair of twins showing blood chimaerism. Lancet **2**, 476 (1959)

Woodruff, M. F. A.: Transplantation of Tissue and Organs. Springfield: Ch. C. Thomas 1960

Woodruff, M. F. A.: The transplantation of homologous tissue and its surgical applications. Amer. R. Coll. Surg. England **11**, 173 (1962)

Zanella, G., Reif, A. E., Buenviaje, O. L., Asakuma, R., Deterling, Jr., R. A.: On prolonged survival of massive skin-allografts on mice. Transplantation **6**, 885 (1968)

Zollinger, R. M., Jr., Linden, M. C., Filler, R. M., Corson, J. M., Wilson, R. E.: Effect of thymectomy on skin homograft survival in children. New Engl. J. Med. **270**, 707 (1964)